薬剤師のための

動ける！

救急・災害
ガイドブック

JRC蘇生ガイドライン
2015準拠

在宅から災害時まで、
いざというときの適切な処置と役割

平出　敦
田口博一
窪田愛恵／編

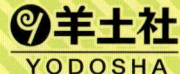

謹告

　本書に記載されている診断法・治療法に関しては，発行時点における最新の情報に基づき，正確を期するよう，著者ならびに出版社はそれぞれ最善の努力を払っております．しかし，医学，医療の進歩により，記載された内容が正確かつ完全ではなくなる場合もございます．

　したがって，実際の診断法・治療法で，熟知していない，あるいは汎用されていない新薬をはじめとする医薬品の使用，検査の実施および判読にあたっては，まず医薬品添付文書や機器および試薬の説明書で確認され，また診療技術に関しては十分考慮されたうえで，常に細心の注意を払われるようお願いいたします．

　本書記載の診断法・治療法・医薬品・検査法・疾患への適応などが，その後の医学研究ならびに医療の進歩により本書発行後に変更された場合，その診断法・治療法・医薬品・検査法・疾患への適応などによる不測の事故に対して，著者ならびに出版社はその責を負いかねますのでご了承ください．

巻頭言

　本書は"救急・災害に強い薬剤師養成コース"という実践的なトレーニングコースの内容をベースにして，救急・災害に強くなりたいと願うすべての薬剤師に向けて企画されたテキストである．"動ける"ガイドブックというタイトルに加えて，"在宅から災害まで"と，ずいぶん欲張りな書籍名称になった．それには理由がある．

　このコースは，当初は"チーム医療推進のための大学病院職員の人材養成システムの確立"という文部科学省プロジェクトとして平成23年（2011年）に採択された"救急災害医療のためのチーム医療推進"（近畿大学）の一環として開発されたものである．本書は，この救急・災害に強い薬剤師養成コースの概要や基本的考え方を提示するためのテキストとしてまとめられた．

　コース開発の最初の段階では人材養成の対象として，救命救急センターや救急医療機関で働く薬剤師にターゲットを当てて議論された．が，コースの立ち上げを担うメンバーのなかから，特に，日本臨床救急医学会の救急認定薬剤師認定委員会の委員の先生方から本来は，もっと一般の薬剤師に広く救急医療に関して理解や素養を開発していくのが本筋ではないかという提案がなされた．すなわち，現在の状況からみて，全国30万人にもおよぶ薬剤師が，もっともっと救急，災害医療を身近なものとして，その基本的な考え方を習得して他の医療従事者と共有できるようにすべきであるという意見である．この考え方は，今でも，コースを流れる基本理念となっており，本書の基本的理念でもある．

　"救急・災害に強い薬剤師養成コース"では，薬剤師が実際に救急対応できるように，実践的なトレーニングをシミュレーションを通じて行っている．現実に臨床的な手技や行動ができるためには，単に，薬剤師が従来から身に着けてきた専門的な知識

や技能だけでは不十分である．さらに，診療の技能だけを，状況から切り離して修得していても，急を要する状況で力を発揮することは難しい．すなわち，現実に力を発揮するためには，臨床にうまく貢献する"すべ"が必要なのである．

このガイドブックでは，この"すべ"を重視して組み立てている．このような"すべ"は，いわゆるノンテクニカルスキルである．すなわち医療職としての専門的知識や技能であるテクニカルスキルとは異なる能力であり，ある意味でテクニカルスキルを越えた普遍的な能力である．換言すれば"知恵"という言葉で表現できるかもしれない．

例えば救急外来における研修医の診療を支援するとき，医学的知識があっても，診療技能を身に付けていても救急診療を遂行するには，いかに不十分であるかを痛感する．その1つは，コミュニケーション能力であり，特にチーム医療におけるコミュニケーションである．筆者らは研修医に，1つの"すべ"としてSBARの使用を奨励している（本文参照）．SBARは，軍隊のなかでのある"報告"がきっかけとなって開発されたコミュニケーション法である[1]．米国の潜水艦の中で若き少尉が，船長に特別な懸念を進言するときに芽生えたコミュニケーションの方法が今や，1つのツールとして医療安全とチーム医療の推進のために，世界中で普及しつつある．これから臨床でますます貢献度を増していく薬剤師にとって優れたツールであることは論をまたない．

薬剤師は，従来より薬物の調剤や医薬品の供給における重要な役割を担ってきたが，現在では，さまざまな臨床場面で薬物療法を安全に実践する役割が期待されるようになった．しかし，救急や災害の場面で，薬剤師のテクニカルスキルを発揮するためには，しっかりしたノンテクニカルスキルが必須で

---

1) Heinrichs WM, et al : SBAR 'flattens the hierarchy' among caregivers. Stud Health Technol Inform, 173 : 175-182, 2012

ある.現実のコースでは,薬剤師のテクニカルスキルを生かす具体例をもとにシナリオコースが構築されている.同時に,蘇生やファーストエイドは,医療人に求められるテクニカルスキルともいえる知識と技能に支えられており,近年,国際的にエビデンスが急速に整備されてきた領域である.

このテキストは,こうした実践に求められる普遍的な能力を重視している.これが"動ける"といった表現や,"在宅から災害まで"といった欲張りなタイトルになった理由である.

2016年2月

編集コアメンバー

田口博一

窪田愛恵

平出　敦

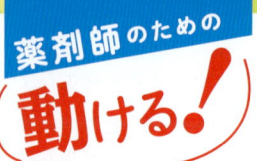
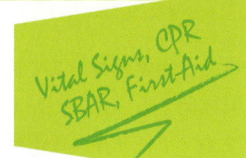

薬剤師のための 動ける！救急・災害ガイドブック

巻頭言 ………………………… 田口博一，窪田愛恵，平出 敦　　3

イントロダクション

1. 「動ける！救急・災害ガイドブック」にようこそ！
　　　　　　　　　　　　　　　　　　……… 田口博一，平出 敦　12
2. 急変対応の手順をフローチャートで理解しよう　田口博一　18
　体験談　CPRが繋いだ命　　　　　　　　　　末吉宏成　21
　体験談　マラソン大会で心肺停止に遭遇！！　出口昌孝　22
　体験談　お風呂で心肺停止に遭遇　　　　　　百瀬和威　23
　体験談　災害～花火大会事故の経験から　　　稲垣　鎮　24

第1章　緊急時のバイタルサイン評価を
　　　　マスターしよう！

1. バイタルサインとは？ ………………………… 西内辰也　26
2. 第一印象：ABCDアプローチ ………………… 田口博一　28
3. 血圧 ……………………………… 吉長正紘，田口博一　32
　活かせ！薬のプロ知識❶　アナフィラキシーショック　波津加代子　36

contents

4．脈拍 ……………………………… 吉田宏二，田口博一　37
　活かせ！薬のプロ知識 ❷　低血糖について　　　金澤京子　42

5．呼吸 ……………………… 吉長正紘，窪田愛恵，田口博一　43
　活かせ！薬のプロ知識 ❸　過量服薬（overdose）について
　　　　　　　　　　　　　　　　　　　　　　　窪田愛恵　47
　こぼれ話　パルスオキシメータのpit fall　　　　吉長正紘　48

6．意識レベル …………………………… 伊藤栄次，窪田愛恵　49
　活かせ！薬のプロ知識 ❹　意識レベル低下の原因について
　　　　　　　　　　　　　　　　　　窪田愛恵，伊藤栄次　54

第2章　CPRとAEDをマスターしよう！

1．薬剤師に求められるCPR，AEDの重要性は？
　……………………………………………… 井上知美，平出　敦　56

2．CPRをマスターしよう ……………… 木下理恵，平出　敦　60
　こぼれ話　口対口 人工呼吸は必要か？　　　　　窪田愛恵　67

3．AEDを慌てず使えるようになろう …… 小竹　武，平出　敦　68
　こぼれ話　目の前で人が倒れたら，すべての人にCPR，
　　　　　　AEDは問題ない？　　　　　　　　　田口博一　74

4．回復体位 ………………………………………… 吉長正紘　75

第3章　情報伝達能力を身につけよう！

1．情報伝達の手法を学ぶことの重要性
　……………………………………… 窪田愛恵，田口博一，平出　敦　80

- 2．SBAR ·· 窪田愛恵　82
  - こぼれ話　チーム医療と情報伝達〜医療安全の視点から　窪田愛恵　86
  - こぼれ話　お薬手帳，処方箋からわかること　窪田愛恵　87
- 3．情報伝達トレーニングケーススタディ ············· 窪田愛恵　88

第4章　もしも災害に遭遇したら？

- 1．災害医療の基本 ························ 井上知美，平出　敦　96
- 2．災害に対応できる平時からの体制作り（preparedness）
  ······················ 髙橋直子，窪田愛恵，平出　敦　101
- 3．災害現場で役割をはたす ············ 田口博一，平出　敦　105
  - こぼれ話　トリアージの問題点　平出　敦　110
  - こぼれ話　震災のときの薬剤師の活躍の場はどこに？
    〜東日本大震災からの教訓　薮内亜史彦　111
- 4．被災者の心的ケア ···················· 田口博一，平出　敦　112
  - こぼれ話　災害時以外における救助者の心的ケア　田口博一　115
  - こぼれ話　救助者が法的責任を問われる可能性はある？　田口博一　116

第5章　今日から役立つ！ファーストエイド

- 1．止血法，創傷処置 ······································ 田口博一　118
  - こぼれ話　消毒薬はNG？　吉長正紘　123
- 2．包帯法 ································ 髙橋直子，窪田愛恵　124
  - こぼれ話　タオルと包帯の違いは？　田口博一　129
- 3．骨折への対応 ·· 田口博一　130

contents

4. 捻挫・打撲への対応（RICE）............ 窪田愛恵, 田口博一　135
5. 熱傷への対応 .... 田口博一　139
   こぼれ話　熱傷（やけど）の民間療法, その真意は？　髙木祐美子　143
6. 気道異物除去 .... 窪田愛恵, 平出 敦　144
   こぼれ話　掃除機は本当に使える？　　　　　　　田口博一　148
7. 痛みの理解と対応 .... 田口博一　149

第6章　いきなり本番を避けるために
　　　　～トレーニングコースのススメ

1. 「救急・災害に強い 薬剤師養成コース ステップ1」について
   .... 窪田愛恵　154
   こぼれ話　コース参加のきっかけ　　　　　　　竹内あずさ　157
2. 自分の地域でもトレーニングコースを開催したくなったら
   .... 窪田愛恵, 田口博一, 平出 敦　158
3. コース開催等に役立つ資料集 .... 窪田愛恵, 田口博一　165

索引 173

第1章, 第2章, 第5章の「目標」のところに示した★について
★：十分な知識があれば実施可能
★★：トレーニングコースへの参加を推奨
★★★：トレーニングコースへの参加は必須

執筆者一覧

◆ 編集・執筆
平出　敦	近畿大学医学部救急医学教室
田口博一	生駒市立病院救急科
窪田愛恵	近畿大学医学部救急医学教室

◆ 執筆（掲載順）
西内辰也	近畿大学医学部救急医学教室
吉長正紘	近畿大学医学部堺病院薬剤部
吉田宏二	近畿大学医学部附属病院薬剤部
伊藤栄次	近畿大学薬学部医療薬学科
井上知美	近畿大学薬学部医療薬学科
木下理恵	近畿大学医学部救急医学教室
小竹　武	近畿大学薬学部医療薬学科
髙橋直子	近畿大学薬学部非常勤講師

◆ ワーキンググループ（五十音順）
稲垣　鎮	福知山市消防本部
金澤京子	済衆館病院
末吉宏成	北九州市立八幡病院
髙木祐美子	カイセイ薬局八尾店
竹内あずさ	ベガファーマ株式会社 くるみ薬局
谷　由香	近畿大学医学部救急医学教室
出口昌孝	株式会社エムワン はあと薬局在宅センター
土井めぐみ	近畿大学医学部救急医学教室
波津加代子	大阪府立呼吸器・アレルギー医療センター
モーゼズ・ポール	近畿大学医学部救急医学教室
百瀬和威	有限会社 太田薬品 太田薬局
藪内亜史彦	くすのき薬局

イントロダクション

Introduction

イントロダクション

1.「動ける！救急・災害ガイドブック」にようこそ！

田口博一, 平出　敦

1. 救急・災害に強い薬剤師に求められること, とは何だろう？

> あなたが, 病棟で服薬指導しているとき, 急に隣のベッドの患者が苦しみ出した. どのように対応する？

あなたの脳裏に, できれば"見なかったことにしたかった"という願望が一瞬, よぎった. なぜだろうか？

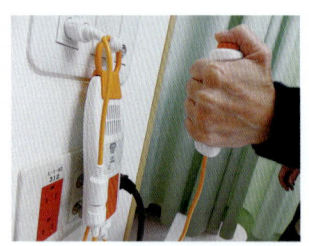

あなたがどのような形であるにせよ本書のページをめくっているということは, あなたは, 医療従事者として"何か"をしたい,"何かをすべき"と思っているはずである.

では, なぜ, あなたの脳裏に, できれば"見なかったことにしたかった"という願望が一瞬, よぎったのであろうか？

こうした緊急時に, あなたは, どのように応援を求め, どのように他の医療従事者と協働していくかに戸惑いがあるかもしれない. 具体的には, どのように情報を伝えるべきだろうか？

- ▶ 本書では, 構造化された情報伝達のツールが, 従来, 診療現場から距離のあった薬剤師にとって, 有用なことを提言している
- ▶ SBARを学ぼう ⇒ p.82

急変した患者の状態を, 居合わせた医療従事者が共有するツールはあるのだろうか？

- ▶ 共有ツールとして, 全身的な評価, 生理学的な指標を用いた評価の有用性

が広く認められている
▶ **バイタルサインの意義を学ぼう** ⇒ p.26

> あなたが薬局で調剤しているとき，来局した患者が倒れた．呼びかけても反応がない．呼吸をしているが，あえいでいるような呼吸だ．次にどうする？

調剤薬局は，病院や診療所と同じように，医療提供施設に位置づけられている．このような場面で，あなたは医療提供施設のスタッフとして，責任を果たせるだろうか？

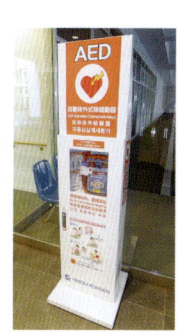

"呼びかけても反応がない"，どのタイミングで救急車を呼ぶ？ 何を確認する？ 呼吸は？ 脈拍は？ 血圧は？ バイタルサインは？…

たとえ救急車を呼んだとしても，多くの場合，到着するまでに時間がかかる．初期対応は，現場に居合わせた人たちにゆだねられることになる．あなたは，適切に処置できる自信があるだろうか？

▶ 患者の反応がない場合，一定の対応手順が国内外の蘇生ガイドラインで推奨されている
▶ **救急蘇生ガイドラインを学んで，実際に蘇生を進めることができるようになろう** ⇒ p.56
▶ バイタルサインに習熟することにより，患者の急変に広く対応ができるようになる．救急通報でも，構造化された情報伝達法は有用である

> あなたが在宅患者を訪問しているとき，患者が鼻出血を起こした．出血は続いて自然に止まりそうもない．あなたは，具体的にどのように対処する？

患者をそっと仰向けにして，患者の興奮を助長しないように安静にするだろうか？

しかし，そもそもこの鼻出血の原因は，興奮に伴うものなのだろうか？

▶ 鼻出血は，比較的，ありふれた病態である．あなたも，抗凝固薬や，抗血小板薬を服用している患者を担当しているかもしれない．ファーストエイドは，薬剤師にとって，身近なツールである ⇒ p.118

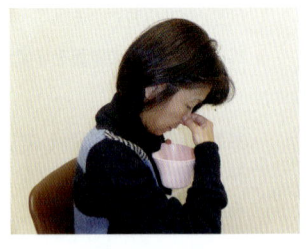

このように，あなたが求める"何か"に答えられる要素を整理していくのが本書なのである．

▶ 本書は，筆者らが主催する「救急・災害に強い薬剤師養成コース」の内容を元にしている．このコースでは，本書で学んだ内容をシナリオベースで具体的に問いかけて，実践への道を開いていくだろう ⇒ p.154

2. 本書の利用方法 (図)

①救急・災害に強い薬剤師になるためには，**まずは救急医や救急隊員の間で使用されている医学用語に習熟しておく必要がある**．筆者らはこれらの用語を「**共通言語**」と呼び，前述した「救急・災害に強い薬剤師養成コース」でもこの習得に力を入れている．代表的な「共通言語」を表に示す．まずは，これらを一つひとつ確認してか

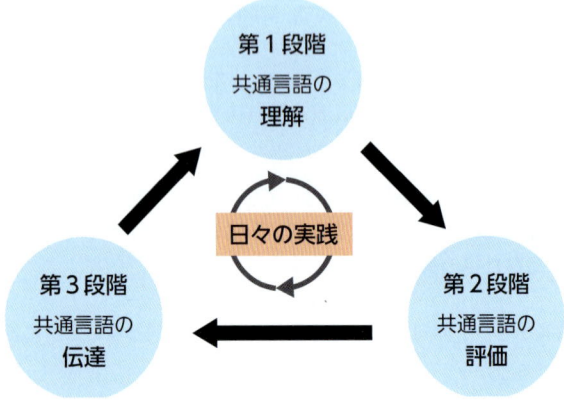

図　本書にもとづく日々の実践

ら，関係する各章の学習を進め，各用語の意味を理解していっていただきたい．
②意味が理解できたら，次に評価のしかたを学ぶ．これは，机上だけでは習得できない．同僚と一緒にやってみる，またはトレーニングコースに参加することをお勧めする．
③それら共通言語をSBARを用いて他者に伝える訓練もしよう．
④1回でも指導を受けると，セルフ，あるいはイメージトレーニングも可能となる．日々の練習が最も重要である．

表 共通言語一覧

共通言語・略語	英名	意味・備考
●第1章（p.25〜）に関係した共通言語		
バイタルサイン（バイタル）	Vital Sign	呼吸数，脈拍数，血圧，体温の総称．意識レベルを加える場合もある
ABCDアプローチ	Airway（気道） Breathing（呼吸） Circulation（循環） Disturbance of consciousness（意識レベル）	4項目を15秒間で同時に評価する方法
血圧（BP）	Blood Pressure	SBP（Systolic BP：収縮期血圧），DBP（Diastolic BP：拡張期血圧） 正常値[※]：110〜130/60〜90 mmHg 緊急値[※]：SBP＜60 mmHg，SBP＞200 mmHg
脈拍数（PR）	Pulse Rate	正常値[※]：成人60〜100回/分，小児80〜120回/分 緊急値[※]：＜30回/分，＞120回/分
呼吸（回）数（RR）	Respiratory Rate	正常値[※]：成人12〜18回/分，小児20〜30回/分 緊急値[※]：＜10回/分，≧30回/分
エスピーオーツー（SpO$_2$）	Saturation Pulse O$_2$	経皮的動脈血酸素飽和度のこと．「サチュレーション」ともいう
パルスオキシメータ	Pulse Oximeter	経皮的かつ非侵襲的に動脈血酸素飽和度を測定できる機器のこと
ジャパン・コーマ・スケール（JCS）	Japan Coma Scale	意識レベルの評価法 正常値[※]：JCS 0 緊急値[※]：＞JCS 30

※正常値，緊急値は目安である．年齢・基礎疾患で異なる

共通言語・略語	英名	意味・備考
●第2章 (p.55〜) に関係した共通言語		
心肺蘇生 (CPR)	Cardio Pulmonary Resuscitation	人工呼吸・胸骨圧迫の実施法
自動体外式除細動器 (AED)	Automated External Defibrillator	一般市民も使用できる簡易的除細動器
一次救命処置 (BLS)	Basic Life Support	CPR,AEDに加えて窒息等の対応も含んだ総称
二次救命処置 (ALS)	Advanced Life Support	居合わせた人による一次救命処置と異なり,医療従事者を中心とするチームが実施する,より組織的な救命処置
アイシーエルエス (ICLS)	Immediate Cardiac Life Support	日本救急医学会が認定する二次救命処置のトレーニングコース
胸骨圧迫		俗にいう心臓マッサージのこと.現在は「胸骨圧迫」という
心室頻拍 (VT)	Ventricular Tachycardia	心室性不整脈が連続して起こる頻拍性不整脈であり,脈が触知できない場合は無脈性心室頻拍である
無脈性心室頻拍 (P-VT)	Pulseless Ventricular Tachycardia	心停止の4つの心電図波形の1つ.除細動の適応あり
心室細動 (VF)	Ventricular Fibrillation	心停止の4つの心電図波形の1つ.除細動の適応あり
無脈性電気活動 (PEA)	Pulseless Electrical Activity	心停止の4つの心電図波形の1つ.有効な心拍動がないが,心電図上は波形を認める.ただしVF,VTではない.除細動の適応なし
心静止	Asystole	心停止の4つの心電図波形の1つ.flat line. 除細動の適応なし
バイスタンダー	Bystander	その場(急変時)に居合わせた人のこと
埋め込み式除細動器 (ICD)	Implantable Cardioverter Defibrillator	皮下に留置する小型の除細動器のこと
回復体位	Recovery Position	自発呼吸あり,意識レベル低下あり,誤嚥・窒息の危険がある傷病者に実施する体位のこと
●第3章 (p.79〜) に関係した共通言語		
エスバー (SBAR)	Situation (状況) Background (背景) Assessment (評価) Recommendation (推奨/提案)	わかりやすく重要なことを伝える伝達手法の1つ

共通言語・略語	英名	意味・備考
●第4章 (p.95～) に関係した共通言語		
シーエスシーエーティーティーティー (CSCA-TTT)	Command & Control（指揮/統制） Safety（安全） Communication（情報伝達） Assessment（評価） Triage（トリアージ） Treatment（治療） Transport（搬送）	災害時の管理と支援における優先順位に沿って，それぞれの頭文字で示したもの
災害派遣医療チーム（ディーマット：DMAT）	Disaster Medical Assistance Team	非常時に迅速な救急治療を行うための専門的訓練を受けた医療チームのこと
スタート法（START法）	Simple Triage And Rapid Treatment	トリアージの1つの方法で，一次トリアージに標準的に使われている
●第5章 (p.117～) に関係した共通言語		
スタンダード・プレコーション	Standard Precautions	感染症の有無にかかわらず，すべての患者に適用する予防策のこと
ライス（RICE）	Rest（安静） Icing（冷却） Compression（圧迫） Elevation（挙上）	外傷時の応急処置で重要な4点を，それぞれの頭文字で示したもの
腹部突き上げ法（ハイムリック）	Heimlich Maneuver	気道異物除去の一法
窒息サイン（チョークサイン）	Choke Sign	窒息したときの万国共通の表現方法
エヌアールエス（NRS）	Numerical Rating Scale	痛みを点数化した簡易的な表現方法

3. さいごに

　ある日突然，急変や災害に遭遇してしまった4名の方々の体験談をp.21～24に掲載した．"そのとき"がいつ訪れるかは誰にもわからない．体験談を通じて，それを実感していただければ幸いである．

イントロダクション

2. 急変対応の手順をフローチャートで理解しよう

田口博一

> **ポイント**
> - 円滑な急変時対応は，日頃からのイメージ・実践トレーニングから養われる
> - つねに時間の意識をもち，短時間で評価，処置がすみやかにできるとともに，イベントが起こった時刻を記録する
> - 急変時に求められることは，ほとんどが共通した内容である
> - 日頃から資器材準備を心がける

「たぶん大丈夫!」は，後悔を生む

　急変時は，over estimate（過大評価），over triage（オーバートリアージ）を信条とする．「たぶん大丈夫」は後悔を生む．結果的に「たいしたことなかったね」は，判断を間違えたと感じるのではなく，良い判断であったと喜ぶべきである．最悪を想定し，動くことが重要である．

1 急変時の対応は，常に時間の意識をもつこと

　「時間をかければ誰にでもできる！」．この言葉は急変時の対応において特に重要である．処置対応のフローチャートを理解しているだけでは不十分であり，限られた時間内に実践できることが重要である．傷病者のおかれた病態によっては，結果的には時間をかけてもよかったと考えられる場合もある．しかし，それはあくまで結果である．

　フローチャートには，一手順にかけることのできる許容時間を示した（図）．常に時間を意識し，正確に短時間で対応できるようにすることが重要である．

> **ここが大事！** 時間を意識することは，救命につながる

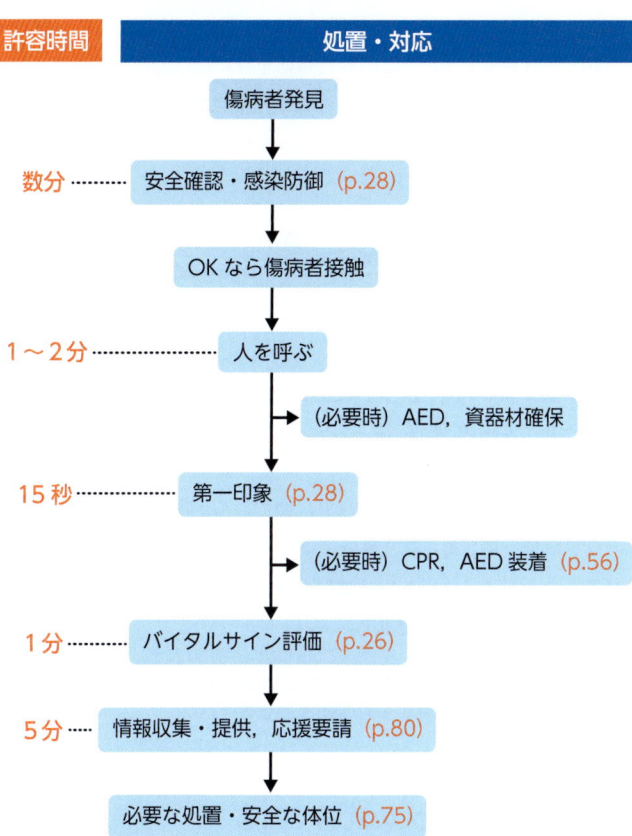

図 急変時対応のフローチャート

2 急変時にすべきことは,ほとんどが共通している

　急変時には,多種多様な処置が求められると考える方も多いだろう.求められることは,図に示すように**バイタルサインの評価**と,**情報収集**し,**構造化された手法（SBAR）で情報伝達**することが中心で

ある．あとは，それぞれの状態に対して可能な処置をする．フローチャートのメインフローに沿った対応を身に付けることにより，限られたことしか求められていないことが自然に理解できるであろう．

本書で基本知識を理解し，トレーニングすれば，自ずと対応できる自信が生まれる．

> **ここが大事❗** フローチャートのメインフローはシンプルだ．メインフローに沿った対応を身に付けることにより自信が生まれる．

3 急変時に何をなすべきかを常日頃からイメージし，トレーニングする

急変に遭遇した時点で，「今から何をしよう」と考えるのは，すでに遅い．急変時対応は，スポーツに似ている．常日頃から，特に頻度の高い病態（第2章，第5章を参照）に対して，どのようなことをすべきなのかを**イメージトレーニングし，限られた時間内に対応できる訓練をする**ことが大切である．

> **ここが大事❗** 急変時対応はスポーツに似ている．常日頃の訓練は，いざというときのスムーズな動きとなる

4 事前準備は最大の武器である

急変リスクの高い方々が集まる薬局・薬店では，急変対応用の資器材を準備しておくことが重要である．例えば，パルスオキシメータ，AED，感染防御に必要なグローブやマスクなどである．自分の店舗では何を準備すべきなのか，を急変に**遭遇する前に考えて備えを怠らないことは医療提供施設である薬局で働く薬剤師の義務**といえる．

> **ここが大事❗** 必要な資器材など，日頃から準備を怠らない

体験談

CPRが繋いだ命

　83歳の母親は，膀胱癌術後で抗癌剤の膀胱内注入療法中でした．風呂から出てきた私が目にしたのは，変わりはてた母親の姿でした．顔は青紫色でむくみ，あえぐような努力様呼吸で，声をかけても反応なく，私はすぐに胸骨圧迫を開始していました．同時に，緊急通報システム（図1）で状況を報告しながら絶え間なく胸骨圧迫を継続しました．到着した救急隊に引き継ぎ，医療機関に搬送され，心肺停止状態のまま急性心筋梗塞の診断で冠動脈ステント術が行われ，幸いにも救命し，いまも元気に暮らしています．

　もし，自分がCPRを知らずに，「その場で適切な対応ができなかったら」と，そのときのことを振り返るたび，「救命処置を知る」ことの「大切さ」を痛感します．

（末吉宏成）

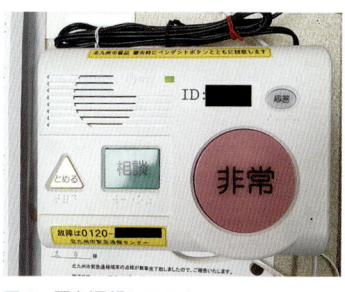

図1　緊急通報システム
高齢者や重度身体障害者がいる世帯の火災，ガス漏れや救急要請などの緊急通報を消防指令センターで直接受信し対応する北九州市が行っているサービス．専用ペンダント（図2）でも通報が可能です．

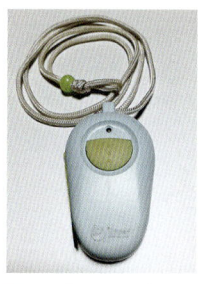

図2　専用ペンダント

体験談

マラソン大会で心肺停止に遭遇!!

　みなさんも，ランニング中の心肺停止のニュースをお聞きになったことがあると思います．私の趣味はランニングで，救急処置との出会いもまた，ランニングでした．

　あるマラソン大会に出場中のこと，後方で倒れる音とともに大きな悲鳴を聞き，驚き振りかえるとランナーが倒れていました．私はこの大会の直前に一次救命処置のシミュレーショントレーニングに参加したばかりだったこともあって躊躇なく動き出すことができ，すばやく生命徴候の有無を確認すると心肺停止状態だったので，居合わせた周囲の方と協力して，救急車の要請，AEDの手配や胸骨圧迫などを行いました．その後，一命を取り留めたとうかがい，嬉しさがこみあげてきたことが，現在でも継続的にコースに参加を続ける原動力になっています．

　このような病院外心停止に対しては居合わせた一般市民による救命手当てが重要視されています．しかし，その一般市民のかなりの割合が，実際は医療従事者だといわれています．薬剤師による救命処置のケースが今後増えていくことを願っています．

（出口昌孝）

体験談

お風呂で心肺停止に遭遇

　BLSコースへの継続的な参加の大切さを実感した体験をお話しします．先日訪れた公衆浴場で，意識のない下血している60歳台の男性に遭遇したのです．その男性は，洗い場で前屈みの状態でしたので，まず後ろから抱えて脱衣所まで運びました．人を呼び，AEDと119番通報しましたが，偶然にも医学部学生がおり，生命徴候のチェックをお願いしました．脈も触れず，呼吸も認めず，心肺停止状態と判断し，すぐに心肺蘇生を開始，協力して絶え間ない有効な蘇生を心がけました．約5分後には心拍再開を確認し，さらに10分後には意識レベルJCS1まで改善しました．

　救急隊到着まで，情報収集にも気をくばりました．医療機関受診の有無，服薬状況，最近の体調，飲酒後に入浴したこと，ご家族と一緒に来られたことがわかりました．浴衣を用意し，ご家族を探してもらい状況をお知らせしました．

　もちろん，救急隊にも経過を伝達しました．なぜか，途中から学生の姿を見失ってしまいましたが…．

　その後，男性はどうなったかはわかりませんが，自分の対応を振り返ると，われながら，よくできたと誇りに思います．

（百瀬和威）

体験談

災害～花火大会事故の経験から

　2013年，京都府福知山市で起こった花火大会事故は，河川敷に集まっていた数万人の観衆の中心で起こりました．救急救命士である私は花火大会当日，警戒のため，救急車で待機していて，この事故に遭遇しました．現場に向かった救急隊員が目のあたりにしたのは，暗やみのなかで逃げまどう多くの人の姿だけで普段通りの傷病者評価実施は現実的には不可能な状況でした．救護に向かった救急隊員の背後で2回目の爆発が起こり，同僚が「すごく怖かった」と言っていました．

　そこで花火大会のために設置されていた警戒本部が下した判断は，大胆なものでした．大型バスを使用した傷病者の一括搬送でした．現場では，さらに2回目の爆発が起き，より一層，危険な状況におちいるなかで，安全（Safety）を最優先した決断でした．その結果，災害拠点病院を中心に迅速かつ適切な広域分散搬送へとつながったのです．

　安全確保あってのトリアージです．トリアージはあくまで災害対応のCSCATTTの1項目にすぎないことを実感しました．

（稲垣　鎮）

第1章

緊急時のバイタルサイン評価をマスターしよう!

Vital Signs

第1章 緊急時のバイタルサイン評価をマスターしよう！

1. バイタルサインとは？

西内辰也

目標 ★☆☆

・バイタルサインの評価項目を述べることができる
・バイタルサインを評価する意義を述べることができる

これだけは知っておこう

　脳，心臓，肺，肝臓，腎臓など生命維持に重要な臓器が正常に機能するには，「酸素」が間断なく各臓器に供給されなければならない．というのも，重要臓器を構成する細胞が機能するにはアデノシン三リン酸（ATP）と呼ばれるエネルギーが不可欠であるが，体内にあるATPの貯蔵量はごくわずかであり，常に合成し続ける必要があるからである（図1）．

　酸素はATP合成の最終段階である電子伝達系において必須の物質であり，酸素の供給不足はATPが枯渇することを意味する．つまり，酸素の不足 → ATPの枯渇 → 細胞の機能障害 → 重要臓器の機能障害 → 生命維持機能の破綻 → 死亡，へとつながるのである（図2）．

　「バイタルサイン」とは一般に「脈拍数」，「呼吸数」，「血圧」，「体温」を指し，救急医療の現場では「意識状態」やパルスオキシメータで測定される「経皮的動脈血酸素飽和度」を加えることがある．すでに述べたように，生命の維持には「酸素を取り込む呼吸器系」と「酸素が取り込まれた血液を運搬する循環器系」がともに正常に機能していなければならない．脳は低酸素状態にきわめて敏感な臓器であり，脳への酸素供給不足は意識状態の悪化をきたす．救急医療の現場において，**呼吸数，脈拍数，血圧，意識状態**の評価を「**生命維持機能の基本的な指標**」として重視する理由はこうした事情によるのである（図3）．また，重症治療においては尿量もバイタルサインに入れることがある．

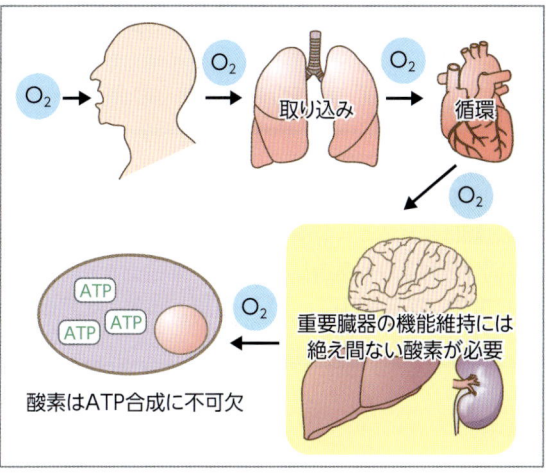

図1 酸素は重要臓器の機能に不可欠

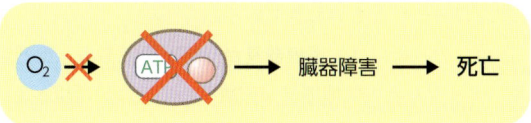

図2 酸素の供給不足は死を招く

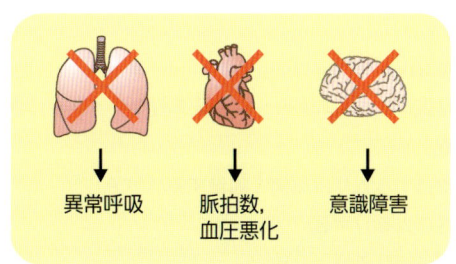

図3 バイタルサインは生命維持機能の基本的な指標である

第1章 緊急時のバイタルサイン評価をマスターしよう！

2. 第一印象：ABCDアプローチ

田口博一

目標 ★★☆

①発声はできるか＝気道開通
②正常な呼吸であるか＝呼吸
③橈骨動脈は触れるか＝循環
④目は開けられるか＝意識レベル
15秒程度で，同時並行に，上記の「第一印象」を評価できるようになる．

これだけは知っておこう

「**第一印象**」とは，気道（＝Airway），呼吸（＝Breathing），循環（＝Circulation），意識レベル（＝Disturbance of consciousness）をおよそ15秒で同時に評価する方法である．それぞれの頭文字から「**ABCDアプローチ**」ともいわれている．

「第一印象」の評価には，**医療器具が一切不要**である．血圧計やパルスオキシメータなどの医療器具が配置されていない環境下で，傷病者の緊急性，重症度を判定する簡便なツールとして知っていると心強い．医療器具の有無にかかわらず，いかなる場合も評価すべきである．

1 生理的機能の維持

生理的機能の維持（＝生命維持）は，基本的なサイクルにあてはめることができる．

・酸素は，鼻や口から入り，気道を通過する（＝A）
・肺から血液内に入る（＝B）
・心臓から全身に流れる（＝C）
・脳にも補給され，呼吸中枢が機能し，"A"に戻る（＝D）

"A"〜"D"のいずれか1つでも障害されると，この基本サイクルは破綻し，生命維持が困難となる．

> **ここが大事!** 生理的機能の維持は「酸素」を中心とした呼吸・循環の基本サイクルにあてはめることができる!

2 発声

発声は,気道が開通していないとできない.

発声は,肺から押し出される空気が気道を通過し,声帯を振動させることで起こる.したがって,空気の通り道である気道の開通があって,はじめて発声できる.つまり,発声異変ありは,気道異常ありの警告メッセージである.

3 (収縮期) 血圧

(収縮期) 血圧は,脈を触れる (触知) ことができる身体部位から推定ができる.

- 橈骨動脈を触れる→80 mmHg 以上
- 大腿動脈を触れる→70 mmHg 以上
- 頸動脈を触れる　→60 mmHg 以上

橈骨動脈の触知ができたら,80 mmHg 程度の収縮期血圧があるだろうと考えられ一安心である.触知できない場合は,ショック状態を想定する (詳しい脈の触知方法は「第1章 4.脈拍」参照).

処置の手順とポイント

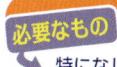
特になし

1 傷病者接触前

傷病者接触前に以下のことを確認する.

- **場所**:危険はないか? (道路上,火災発生,危険人物の近くなど)
- **体液の有無**:特に血液暴露の危険はないか? (=感染の危険:B型,C型肝炎ウイルス,HIV ウイルスなど既往の有無を確認.既往不明の場合は,感染ありとして,素手での直接接触は避ける)
  ▶ 傷病者の評価やケアを行う前に自らと傷病者の安全を確認し被害を増大させないことが大切である.

2 傷病者接触後

❶ Aの評価：傷病者の耳の近くで「わかりますか?」「大丈夫ですか?」「お名前は?」などの声がけをし,発声があれば,"A"はOKである

▶ **図に注目!**
  目線：開眼の有無と胸の動きを観察する
  手　：手首で橈骨動脈を触知しながら,冷汗湿潤を感じる
  姿勢：傷病者の顔に向かって上体を傾ける

▶ 応答は正確である必要はない.「ウー」,「ああ」などの発声があればOKである.応答の内容は,意識レベルで評価する

❷ Bの評価：胸の動きを評価し,普通の呼吸であればOKである

▶ 普段通りの呼吸か否かを評価するので難しく考えなくてよい.普通より速い,遅い,肩が上がって努力様である,ゴロゴロと音がするなどは,いずれも異常である

❸ Cの評価：橈骨動脈を触知する.触知できるかできないかがまず重要な情報である.触知できれば収縮期血圧80 mmHgはある.速いか遅いかは余裕があれば評価する

▶ 手で傷病者に触れることでさまざまな情報を得ることができる.「冷たい」や「湿っている」を手で感じることは,循環サインを評価するうえで大変重要である.これを「**冷汗・湿潤**」と表現する.末梢血管抵抗が上昇し,交感神経優位となるために起こる徴候といえる.特に高齢者では血圧,脈拍より,傷病者の冷汗・湿潤が唯一のショックの徴候であることもある

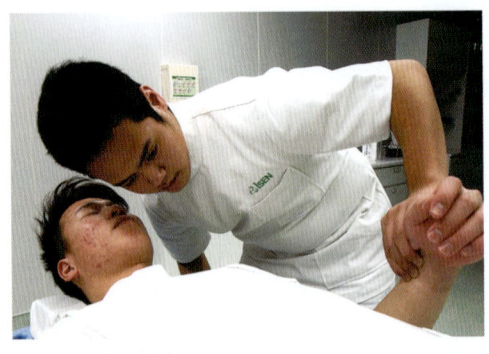

図　第一印象の観察

❹Dの評価：開眼しているか否かで評価する．開眼していれば覚醒していると考え意識レベルは一定レベル保持されているとみなせる

 ❶〜❹のいずれか1つでも異常があれば，緊急性，重症度ともに高い

ピットフォールと 禁止事項
- 傷病者に直接接触する場合は，自分と傷病者の安心・安全を確保する
- 「第一印象」の評価には時間をかけない

第1章　緊急時のバイタルサイン評価をマスターしよう！

3. 血圧

吉長正紘，田口博一

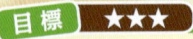

目標 ★★★

血圧計を用いて触って（触診法），聴いて（聴診法）手動で血圧測定できる

これだけは知っておこう

1 血圧とは[1]

血圧は心臓の拍動とともに変動している．心臓が収縮したときには血圧は上昇し，拡張したときには低下する．

心臓の収縮期に送り出された血液が動脈に与える圧力を，収縮期血圧（Systolic Blood Pressure：SBP），心臓が拡張したときの血圧を，拡張期血圧（Diastolic Blood Pressure：DBP）と定義する．

手動での測定は，大変有用である．触診法は外から圧を加えてどのくらいの圧まで脈が触知できるかを調べる方法である．きわめてシンプルな測定法で収縮期にしか測定できないが，本当に血圧が低下しているときなど，緊急時には信頼性の高い測定法である．いざというときのために，触って，聴いて，手動で血圧が測定できることは重要である．

2 血圧測定の方法

血圧は一般的に上腕動脈（図1）で測定される．

手動非観血式血圧計としてアネロイド血圧計と水銀血圧計がある（図2）．なお，観血的測定とは直接動脈内にカテーテルを挿入して圧を測定することであり，主として重症診療の現場で用いられる．

主な測定方法として，血圧計（図2）を用いた**触診法**と**聴診法**がある．

しかし，実際の現場では，血圧計がない場合も多い．そのため，脈

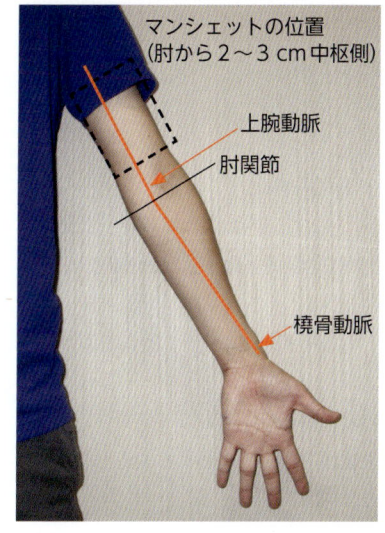

図1 上腕動脈と橈骨動脈
橈骨動脈が親指側，上腕動脈は小指側で触知できる

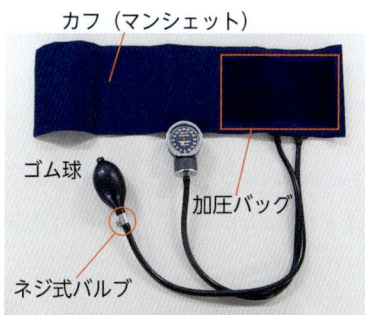
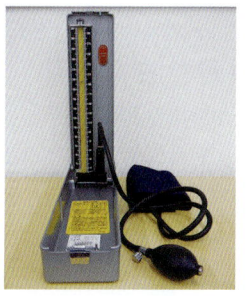

図2 アネロイド（左）と水銀血圧計（右）

の触診可能な部位での血圧予測（第1章2.第一印象参照）を有効活用する．ただし，**血圧のみで全身状態，緊急度を評価してはいけない**．

処置の手順とポイント [2, 3)]

必要なもの
アネロイドまたは水銀血圧計，聴診器

1 触診法

聴診法に先立ち，触診でSBPを測定する．

① 測定部位を心臓とほぼ同じ高さになるように配慮する．上腕動脈（図1）を触知後，加圧バッグの中心が上腕動脈の触知部分にくるようにカフ（マンシェット）を巻く．カフ（マンシェット）の下端を肘窩の2〜3 cm上にし，カフ（マンシェット）を指2本が入る程度の余裕をもたせて巻く

▶ 実際はゆるみやすいので，むしろ密着させる意識で装着させるとよい

② 傷病者の橈骨動脈（図1）を触れ，脈拍が消失するまでカフ（マンシェット）を加圧する（図3）

③ 橈骨動脈が触知できるかできないかの境目の値が触診法によるSBPである

④ 触知後，ねじ式バルブを全開にして，加圧バッグ内の空気を抜く

2 聴診法

① 触診法の手順①参照
② 上腕動脈が触知できるところに聴診器を軽く密着させる（図4）
③ カフ（マンシェット）を触診法で測定したSBPに30 mmHgを加

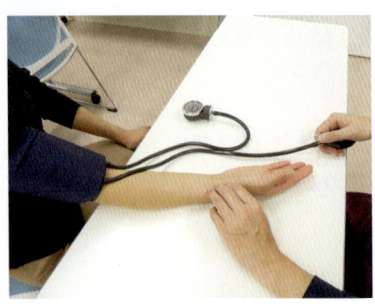

図3　触診法

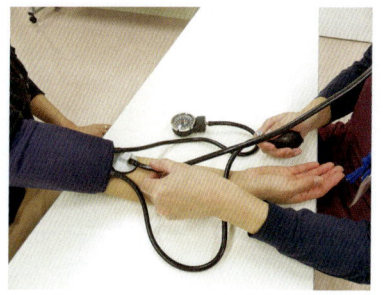

図4　聴診法

えた圧まで加圧する
❹ ねじ式バルブを少しずつ解放しながら，圧を1秒当たり2～4 mmHgずつ低下させる
❺ 圧が高いときは血流は遮断されて音を聴取できないが，圧がある値より低下すると狭い動脈を血液が通過する音が聴取される［**コロトコフ（Korotkoff）音**］．聴取され始めたときの数値をSBPとする
❻ さらに減圧してKorotkoff音が消失する数値をDBPとする

文献

1）「Dr.徳田のバイタルサイン講座」（徳田安春/著），日本医事新報社，2013
2）「ベイツ診察法 第2版」（Bickley LS, 他/著，福井次矢, 他/日本語版監修），メディカル・サイエンス・インターナショナル，2015
3）「サパイラ 身体診察のアートとサイエンス 原著第4版」（Orient JM/著, 須藤博, 他/監訳），医学書院，2013

活かせ！薬のプロ知識 ── その❶

アナフィラキシーショック

　アナフィラキシーとは，急性に引き起こされる全身性のアレルギー反応です．アレルギーは日常的には花粉症，気管支喘息，鼻炎や皮膚炎などが見受けられますが，慢性で症状は限局していることが多く，ご本人にとっては不快な症状が継続することが問題になることが多いです．これに反してアナフィラキシーは急性に起こるアレルゲンへの過敏反応であり全身が影響を受けることから，不快な症状に対応するというより救命という点から対処することが求められます．

　厚生労働省のマニュアル[1]によるとアナフィラキシーはアレルゲンへの暴露後，通常30分以内で症状が発現します．症状として，皮膚のかゆみや発疹，呼吸困難などの呼吸器症状は一般的に周知されていますが，**下痢，腹痛などの腹部症状を認める場合も重症であること**は，あまり知らないのではないでしょうか？　みなさん，覚えておいてください．**腹部症状**です．

　原因となる抗原（アレルゲン）は，薬剤，ハチ（虫刺傷），食物，ラテックスなどさまざまであり，ごく微量であっても命を脅かすアナフィラキシーショックを引き起こすことがあります．これらに暴露しないことが一番の予防ですが，避けきれない状況で起こる事故もあり，リスクの高い人にとって，アドレナリン自己注射薬（エピペン®）は命を守る大切な薬です．アドレナリンはα_1受容体作用とβ_2受容体作用（肥満細胞の脱顆粒を抑制）をもち，昇圧効果をあらわしますが，降圧薬のβ遮断薬を服用中の方には効きにくいとの報告[1]があります．こういった場合にグルカゴンの使用の合理性が指摘されてはいますが，ほとんどのケースではいかにすみやかにエピペン®を使用できるかどうかが最初の処置として重要です．

文献
1) アナフィラキシー．厚生労働省：重篤副作用疾患別対応マニュアル　http://www.mhlw.go.jp/topics/2006/11/tp1122-1h.html

（波津加代子）

第1章 緊急時のバイタルサイン評価をマスターしよう！

4. 脈拍

吉田宏二，田口博一

目標 ★★☆

・橈骨動脈，大腿動脈，頸動脈で脈拍を触知できる
・測定した脈拍の評価ができる
・第三者にわかりやすい形で伝えることができる

これだけは知っておこう

　脈拍の評価は**特別な機器を必要とすることなく行うことができる**が，循環（circulation）を評価するうえで欠かせないものである．脈拍数やリズムを評価することで循環に関するさまざまな情報を得ることができる．脈拍の評価は救急・災害に携わるすべての薬剤師が身に付けておくべきスキルの1つである．また，評価した情報を**第三者にわかりやすく伝える**ことができることも重要である．

1 脈拍を触知する部位

　脈拍を触知することができる部位は全身に存在するが，頻用される部位は**橈骨動脈**と**頸動脈**である（図1）．頸動脈の触知はやや熟練が必要とされること，意識のある傷病者には行いにくいことからまずは比較的簡便な橈骨動脈での脈拍の評価を習得することが大切である．

2 脈拍の評価 —橈骨動脈での評価—

　脈拍の評価は主に**脈拍数とリズム**で行う．脈拍はときに左右差がみられることがあるので，**両腕の脈拍を同時に評価することが望ましい**が，実際には片腕の脈拍を評価する場合が多い．

1）脈拍数の評価

　脈拍の正常値は，**成人60〜100回/分，小児80〜120回/分**を目安としている．

図1 脈拍の触知部位

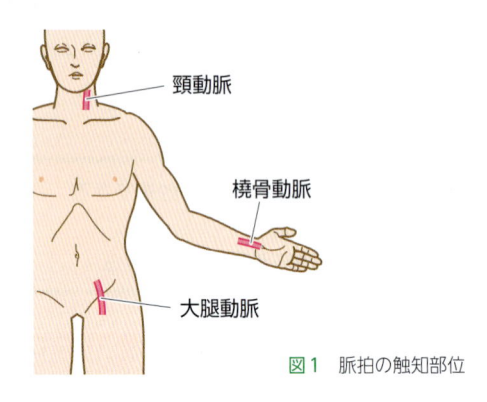

　正常値より速ければ**頻脈**，遅ければ**徐脈**となる．脈拍の触知を1分間続ければ測定できるが実際には**15秒間触知して4倍**，あるいは**10秒間触知して6倍**したものを脈拍数として評価することが多い．

2) リズムの評価

　リズムは規則的に脈拍が触知できる場合は「**整**」，脈がとぶなど不規則な場合は「**不整**」と評価する．しかし，リズム評価だけの意義はあまりない．リズムに加え，頻脈・徐脈の有無，意識レベル低下，皮膚の冷汗・湿潤，症状（胸痛，背部痛，呼吸困難など）の有無などを確認し，いずれかが併存した場合は，重症であり，かつ緊急性のある可能性が高い．

> **ここが大事！** リズムだけ評価する意義はない．脈の評価とともに，他のバイタルサインの変動，ショックのサイン，症状の併存を常に意識する

　頻・徐脈で覚えておくべきことは，両者は相対的に起こるということである．例えば，高カリウム血症は徐脈を引き起こし，低カリウム血症は頻脈を引き起こす．逆に体温の場合は，高体温が頻脈を，低体温が徐脈をそれぞれ引き起こす．また，同じ病態でも，その時期によって，脈の速さが変化することがある．出血性ショックはその良い例で

表 頻脈・徐脈の原因となる薬剤

頻脈	徐脈
β刺激薬 ジヒドロピリジン系Ca拮抗薬 抗コリン作用を有する薬	β遮断薬 非ジヒドロピリジン系Ca拮抗薬 コリンエステラーゼ阻害薬 α刺激薬 抗利尿ホルモン薬

あり，初期は頻脈となるが，晩期には徐脈となる．すなわち**ショック時の徐脈は，心停止直前である**と考えてもよい．超緊急の事態である．さらに，薬物服用は脈拍の評価を誤解させる原因となる．表に，薬剤が原因となる頻脈・徐脈をまとめた．特に年配者は，複数の薬剤を服用していることから，**脈拍数だけでは，その重症，緊急性を判断できない**ことを肝に銘じる．

3 評価した脈拍を第三者に伝える

脈拍の評価を正確に行うことができたとしても，評価した情報を医師，看護師，救急隊員など第三者に伝達できなければ意味がない．脈拍の評価に集中し過ぎて要点が伝わらないことは避けなければならない．日頃から**正確かつ簡潔**に表現することを心がけることが大切である．

以下に良い例と悪い例を示す．

- ×**悪い例**：「脈拍数は橈骨動脈で15秒間触知を2回行ったところ124回/分と140回/分でした．脈は速くなったり遅くなったりをくり返していて，ときどき触れないことがありました．左手はよく触れ，右手は少し触知しにくい感じがしました」
- ○**良い例**：「橈骨動脈触知可で脈拍は120から140，不整，左右差があります」

一見すると悪い例の方が丁寧に伝達しているように思われるが，救急・災害の現場では自分の行った行為を長々と報告するのではなく，大づかみでよいので客観的な情報を簡潔に伝達することが大切である．

| 必要なもの | ## 処置の手順とポイント |

腕時計，準備できるならパルスオキシメータ

■ 橈骨動脈での脈拍の評価

❶ 基本的には坐位で触知する（図2a）．救急・災害の現場では仰臥位で触知することが多い（図3）

❷ 手首の裏側，親指の付け根のあたりをやさしく，示指・中指・環指の3本で卵を掴むようにそっと触れ，脈拍を触知する．**若干指は立てて触れるほうが脈拍を触知しやすい**（図2b）

> ▶ 動脈を過度に圧迫した場合，血流がさまたげられ脈が触れにくくなる．血圧低下時はなおさらである．とにかく，やさしく，やわらかく触知することが大切である

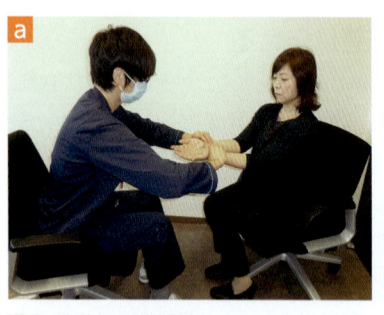

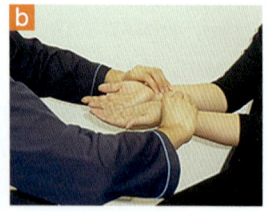

図2　坐位での脈拍触知

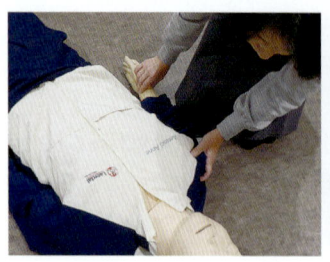

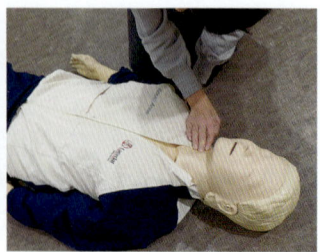

図3　仰臥位での脈拍触知

> **重要** 脈拍の触知が困難な場合でもいたずらに強く押さえないこと

❸ 傷病者に話しかけてリラックスさせたりしながら手元の腕時計で10秒間あるいは15秒間脈拍を数える

❹ 10秒間なら6倍，15秒間なら4倍して1分間の脈拍数を算出する
  ▶ 練習する場合は触知する相手にパルスオキシメータを装着してもらい，算出した脈拍数とパルスオキシメータの脈拍数が近いかを確認して正確に脈拍数を測定できているか確認するとよい

文献

1) 岡庭 豊：「病気が見える vol.2 循環器」（萩原誠久，他/監），pp14-17,メディックメディア，2010
2)「薬剤師のためのバイタルサイン」（狭間研至/著），pp70-73，南山堂，2010

活かせ！薬のプロ知識 ── その❷

低血糖について

　糖尿病患者の血糖コントロールは難しく，血糖降下薬がときに低血糖を引き起こすことは広く知られています．しかし，糖尿病に関係のない薬が原因で低血糖を引き起こすこともあります．

　よく知られている薬剤として，抗不整脈薬のジゾピラミド（リスモダン®）とシベンゾリン（シベノール®）があげられます．

　発現機序はスルホニル尿素薬と同様に，膵β細胞K_{ATP}チャネルを抑制し，インスリン分泌を促進させ，低血糖を誘発します．

　この作用は用量依存と考えられていますが，常用量でも発現することがあります．他のリスク因子は高齢者，腎機能低下，糖尿病があります．

　低血糖は意識消失なども引き起こす重篤な副作用です．糖尿病薬以外でも低血糖を引き起こす薬剤にもぜひ注目しましょう．

参考資料

1) Giardina EG：Major side effects of class I antiarrhythmic drugs. UpToDate（Last updated Mar 20, 2014.）
2) 「重篤副作用疾患別対応マニュアル 低血糖」，厚生労働省，2011 http://www.pmda.go.jp/files/000144490.pdf
3) 清水淳一：抗不整脈薬による低血糖症．日病薬誌，45：1191-1194, 2009 http://www.jshp.or.jp/banner/oldpdf/p45-9.pdf
4) リスモダン®R錠またはリスモダン®カプセル添付文書，サノフィ株式会社
5) シベノール®錠 添付文書，アステラス製薬株式会社

（金澤京子）

第1章 緊急時のバイタルサイン評価をマスターしよう！

5. 呼吸

吉長正紘，窪田愛恵，田口博一

目標 ★★☆

- 呼吸数を測定できる
- 呼吸の様式を評価できる
- パルスオキシメータを正しく使用してSpO₂を測定することができる

これだけは知っておこう

呼吸とは口や鼻から空気を肺に吸い込み，肺で酸素と二酸化炭素のガス交換を行い，その後，鼻や口から空気を吐き出すことである．「換気」と「酸素化」が適切に維持できているかが重要である．

1 呼吸数の評価[1]

正常値の目安は**成人で12〜18回/分**，**小児で20〜30回/分**とされている．呼吸数を測定して正常範囲かどうかを評価することは，救急対応のケースでは意外に難しい．実地においては，スムーズに文章単位で会話できるなら20回/分未満，息切れで会話中に文章が途切れるなら30回/分以上と考えてよい．消防庁「緊急度判定プロトコル ver.1 救急現場」[2] では**成人で10回/分未満，あるいは30回/分以上は，きわめて緊急性が高い**とみなしている．

2 呼吸様式の評価[3]

口すぼめ呼吸や呼吸補助筋（図1）の使用など努力性呼吸のチェックが重要である．代表的な呼吸リズム異常を表に示した．

3 気道の評価

通常の発声ができれば気道が開通している．

こもり声，吸気性喘鳴（stridor），呼気性喘鳴（wheezes），いび

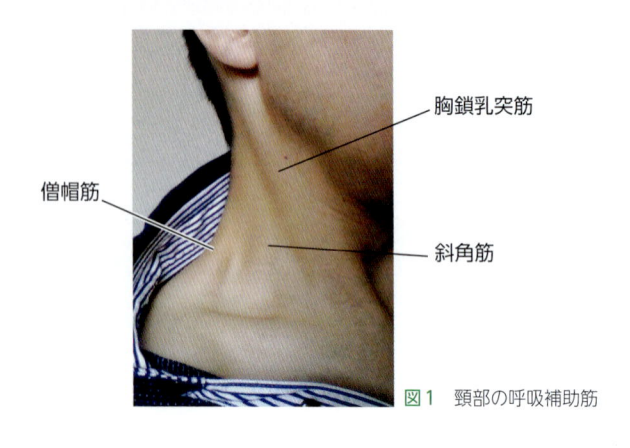

図1 頸部の呼吸補助筋
- 胸鎖乳突筋
- 僧帽筋
- 斜角筋

き音（snoring），ゴロ音（gurgling）に注意し，聴取する場合は，すみやかに医療機関への搬送を検討する．

4 意識のない傷病者の呼吸評価[5]

呼吸をしていない，もしくは**死戦期呼吸**の状態では，**すみやかに胸骨圧迫を開始する**．呼吸がある（死戦期呼吸を除く）場合は，呼吸の評価をしっかり行うとともに他のバイタルサインも評価する．これらが安定していれば傷病者を回復体位（**第2章4．回復体位**を参照）にし，救援を待つ．

5 酸素飽和度の評価

末梢血の動脈血酸素飽和度は**パルスオキシメータ**（図2）で測定できる．この測定原理はオキシメトリーと呼ばれ，ヘモグロビンが酸素と結びつくと吸光度が変化することを利用して，酸素と結びついたヘモグロビンの割合を測定するものである．したがって酸素化の指標にはなるが，換気の指標には必ずしもならない．また，喫煙や一酸化炭素中毒では低酸素状態を反映しない．さらに，年齢，睡眠，基礎疾患などでばらつくものであり平時から90％未満の方も決してめずらしくない．こうした背景を考慮した評価が必要である．

表　代表的な呼吸リズム異常とその原因

様式	状態	疾患	リズム
陥没呼吸	吸気時に胸壁がへこむ	COPD, 気管支喘息など	
口すぼめ呼吸	末梢気管支の狭窄により, 口笛を吹くようにして少しずつ息を吐き出す	慢性肺気腫, 気管支喘息	
起坐呼吸	仰臥位になると肺血流の増加から, 肺うっ血, 肺コンプライアンス (肺の膨らみやすさ) の減少, 呼吸仕事量の増大をまねく. 起坐位ではこれらを軽減できるため自ら起坐位をとる	心不全, 気管支喘息, 肺炎, 気管支炎など	
Cheyne-Stokes (チェーン・ストークス) 呼吸	はじめに小さい→徐々に深く大きい→小さい呼吸→無呼吸となる. 無呼吸時間は10〜20秒程度	脳血管障害, 脳虚血など	
失調性呼吸	全く不規則	延髄 (脳幹) 障害	
Kussmaul (クスマウル) 呼吸	呼吸の数, 深さが増加	糖尿病性ケトアシドーシス, 尿毒症など	
死戦期呼吸 (Agonal respiration)	不規則で深いしゃくりあげ様[4]	心停止	

COPD：chronic obstructive pulmonary disease（慢性閉塞性肺疾患）
文献1, 3, 4を参考に作成

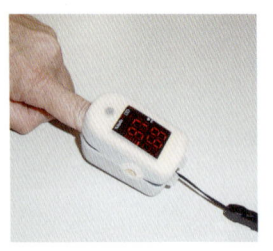

図2　パルスオキシメータ

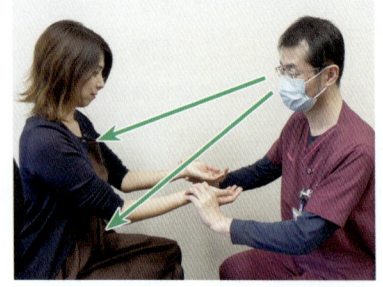

図3　さりげなく腹部や胸郭の動きを数える

処置の手順とポイント

必要なもの
腕時計，パルスオキシメータ

■ 呼吸数の測定 [1, 6)]

● 胸郭や腹部の動きを15秒間数えて4倍する．もしくは30秒間数えて2倍する

▶ リズム異常がみられる場合は60秒間観察が必要である

▶ 意識して呼吸数が変化しないようリラックスしてもらうために脈拍測定に引き続き行うと測定しやすい（図3）

文献

1)「レジデントのための呼吸器診療マニュアル 第2版」(河野 茂，早田 宏/編)，医学書院，2014

2)「緊急度判定プロトコル ver.1 救急現場」，消防庁，2014　http://www.fdma.go.jp/neuter/about/shingi_kento/h25/kinkyudohantei_kensyo/03/kyukyugenbaprotocolv1.pdf

3)「改訂第9版　救急救命士標準テキスト　上巻」(救急救命士標準テキスト編集委員会/編)，pp404-406，へるす出版，2015

4)「JRC蘇生ガイドライン2015」(一般社団法人 日本蘇生協議会/監)，医学書院，2016

5)「改訂4版 救急蘇生法の指針2010（医療従事者用)」(日本救急医療財団心肺蘇生法委員会/監)，pp16-17，へるす出版，2012

6)「サパイラ 身体診察のアートとサイエンス 原著第4版」(Orient JM/著，須藤博，他/監訳)，医学書院，2013

活かせ！薬のプロ知識 ——— その❸

過量服薬（overdose）について

　薬剤の過量服用は医師にとっても薬剤師にとってもやっかいな問題です．お薬をたくさん飲んでしまって119番通報，という事例は少なくありません．大阪市消防局の搬送記録では薬剤の過量服用による救急搬送件数は年間1,136例（1998年）から1,822例（2010年）と年々増加しています．睡眠導入薬や抗精神病薬等が1,038例と最も多く（2010年データ）[1]，背景としてうつ病や自殺企図やなどがうかがわれます．こういったことから受け入れ病院が決まり病院に搬入されるまでの時間がそれ以外の事例の倍近くかかっており[1]，救急隊や病院にとっての負担は増大し救急システムにおいても問題となっています．近年，さまざまな対策が行われていますが，向精神薬の過量服用で救急搬送されているケースは実際の過量服用のごく一部で氷山の一角といわれています．

　過量服用のリスクを未然に防ぐことは関係する職種が協同して取り組むべき課題といえます．近年，多種類の睡眠導入薬や鎮静薬の処方を避けることが提唱されていますが，その大きな理由の一つが過量服用を避けるためであり，薬剤師には，精神科のお薬を長期に服用している方に声かけをしたり，医師に疑義照会をするなど，「過量服薬のリスクの高い患者へのゲートキーパー」としての役割が期待されています[2]．

文献

1) Kubota Y, et al : Characteristics and trends of emergency patients with drug overdose in Osaka. Acute Medicine & Surgery, 2 : 237-243, 2015

2) 過量服薬への取組．厚生労働省 自殺うつ病等対策プロジェクトチーム 平成22年9月9日　http://www.mhlw.go.jp/stf2/shingi2/2r9852000000sh9m-att/2r9852000000shog.pdf

（窪田愛恵）

こぼれ話

パルスオキシメータの pit fall

　パルスオキシメータとは動脈血を採血せずに脈拍数と経皮的動脈血酸素飽和度（SpO$_2$）を測定できる機器です．

　基準値は約95～98％とされますが年齢や基礎疾患によって異なり，90％を下回る状態で元気に暮らしておられる人も決して珍しくありません．

　また，SpO$_2$のみでは，**血中の二酸化炭素（CO$_2$）量までは予測できず，換気障害があるかどうかを検討するには限界がある**ことを知っておく必要があります．寒冷や装着部の不安定性などによっても測定値は影響を受けやすく[1]数値をうのみにしないことが重要です．きちんと脈拍（パルス）を拾っているか，全身的な印象と矛盾しないかどうかなど五感を使った裏付けが何より大切なことを念頭に置いておく必要があります．異常低値に周囲を含めて踊らされることは少なくありません．

　なお，パルスオキシメータは通信販売サイトで約1～2万円で購入できます．

文献
1)「Q&A パルスオキシメータハンドブック」（日本呼吸器学会肺生理専門委員会/著），日本呼吸器学会，2014

（吉長正紘）

第1章　緊急時のバイタルサイン評価をマスターしよう！

6. 意識レベル

伊藤栄次，窪田愛恵

目標 ★★☆

ジャパンコーマスケール（JCS）を用いて，3つのカテゴリー（Ⅰ群，Ⅱ群，Ⅲ群）の違いがわかり判定できるようになる

これだけは知っておこう

　意識レベルはバイタルサインの1つとして，生命徴候の評価に欠くことができない指標である．脳の異常だけでなく，呼吸や循環などの不安定でも意識レベル低下を生じる．まずは，**意識レベル低下 = 脳の異常でないこと**を肝に銘じる．また，呼吸や循環に起因した意識レベル低下の場合は，さらに，それ以外のバイタルサインの評価の重要性が増す．意識レベル以外のバイタルサインを確実に評価することを忘れてはならない．

　軽度の意識レベル低下以外は，重症と判断するが，Ⅲ群は，最重症である．また，短時間で意識レベルが急激に増悪する場合も要注意である．

■ 評価方法

　意識レベルの評価方法はいくつもあるが代表的なものには
- GCS（Glasgow Coma Scale：グラスゴー・コーマ・スケール）
- JCS（Japan Coma Scale：ジャパン・コーマ・スケール．3-3-9度方式ともいう）

がある．

　これらは，いずれも脳卒中や，頭部外傷の急性期の評価に適していることから，緊急時の意識レベル評価の指標として優れている．

　JCSは日本で広く使われている．JCSは覚醒しているかどうかを，まず評価するもので，意識レベルのおおまかな評価に適している．

| 必要なもの | 処置の手順とポイント |

特になし

本項ではJCSについて示す.

I	覚醒している	0	意識清明
		1	大体意識清明であるが,今ひとつはっきりしない
		2	時間,場所または人物がわからない
		3	自分の名前・生年月日が言えない
II	刺激に応じて一時的に覚醒する	10	普通の呼びかけで容易に開眼する
		20	大声で呼びかけたり,体をゆさぶると開眼する
		30	痛み刺激を加えつつ,呼びかけるとかろうじて開眼する
III	刺激しても覚醒しない	100	痛み刺激に対して,払いのけるような動作をする
		200	痛み刺激に対して,手足を動かしたり顔をしかめる
		300	痛み刺激に対して全く反応しない

■ JCSの評価法
1) JCS I群（JCS 0, JCS 1, JCS 2, JCS 3）

覚醒している（開眼している）.

❶ 意識レベルの低下が疑われるが,覚醒している傷病者に対しては,図のような質問を用いて見当識障害の有無を評価する
   ▶ 見当識とは,自分の時間的（何月何日など）,空間的（いる場所など）,社会的（自分の名前、生年月日など）な位置を正しく理解することである

❷ 覚醒していない傷病者に対しては,JCS II群,III群と順次評価を進めていく

1 バイタルサイン評価

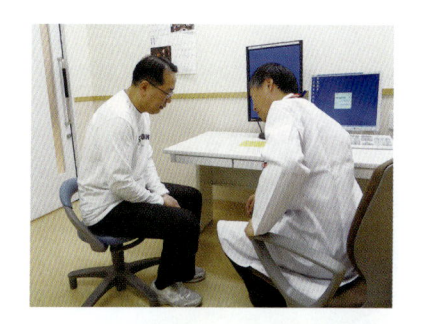

```
時間：今日は何月ですか？
人　：一緒に来られた方は，どんな関係の方ですか？
場所：ここはどこかわかりますか？
```

正しく回答ができる場合 →

JCS 1
大体意識清明であるが，今ひとつはっきりしない

もしくは

JCS 0
正常

正しく回答ができない場合 →

```
自分の名前　　：あなたのお名前は？
自分の誕生日：あなたの誕生日は，いつですか？
```

正しく回答ができる場合 →

JCS 2
（長期記憶は保たれているが）時間，場所または人物がわからない

正しく回答ができない場合 →

JCS 3
自分の名前・生年月日が言えない

図　JCS Ⅰ群（JCS 0，JCS 1，JCS 2，JCS 3）の評価法

2) JCS Ⅱ群（JCS 10，JCS 20，JCS 30）

> 覚醒していない（開眼していない）が刺激により一時的に開眼する．

● JCS 10：普通の呼びかけで容易に開眼する

普通の呼びかけ
「大丈夫ですか」

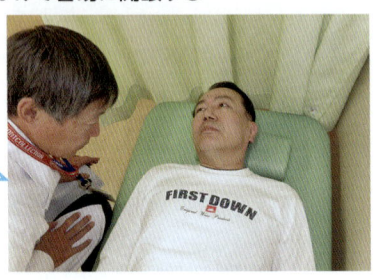

● JCS 20：大声で呼びかけたり，体をゆさぶると開眼する

大声で呼びかけ
「大丈夫ですか〜」
＋
体をゆさぶる

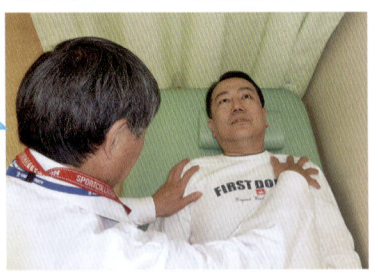

● JCS 30：痛み刺激を加えつつ，呼びかけるとかろうじて開眼する

大声で呼びかけ
「大丈夫ですか〜」
＋
痛み刺激

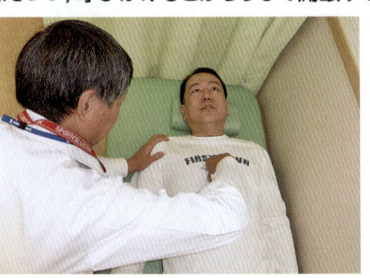

3) JCS Ⅲ群 (JCS 100, JCS 200, JCS 300)

覚醒しておらず（開眼していない）刺激しても開眼せず.

● JCS 100：痛み刺激に対して，払いのけるような動作をする

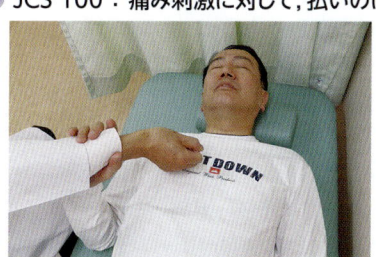

● JCS 200：痛み刺激に対して，手足を動かしたり顔をしかめる

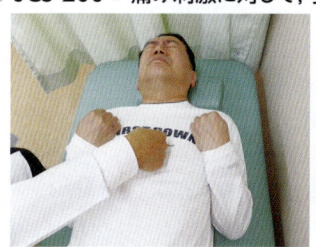

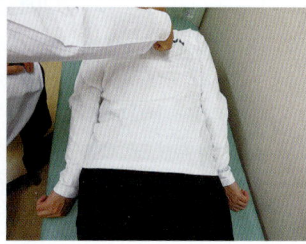

● JCS 300：痛み刺激に対して全く反応しない

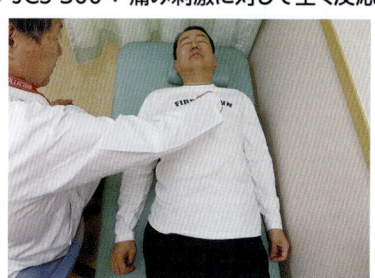

文献
1)「昏睡と意識障害」(Young GB, 他/編, 井上聖啓, 他/監訳), メディカルサイエンスインターナショナル, 2001
2) 意識障害.「改訂第4版 救急診療指針」(日本救急医学会/監), pp272-275, へるす出版, 2011

活かせ！薬のプロ知識 ── その❹

意識レベル低下の原因について

　意識レベルの低下を引き起こす原因はさまざまです．意識障害患者を前にして途方に暮れることは少なくありません．意識障害の原因検索のヒントとして**アイウエオチップス（AIUEOTIPS）**という鑑別診断の頭文字をとった覚え方が救急外来では重宝されています．

　具体的には，アルコール（**A**lcoholによる急性中毒），低血糖（**I**nsulinによる低血糖），尿毒症（**U**remia），内分泌疾患（**E**ndocrinopathy），脳症（**E**ncephalopathy），電解質異常（**E**lectrolytes），低酸素血症（**O**xygen不足），薬物中毒（**O**piate，**O**verdose），頭部外傷（**T**rauma），高・低体温（**T**emperature），感染症（**I**nfection），精神疾患（**P**sychiatric），失神（**S**yncope），脳血管障害（**S**troke/SAH），けいれん重積（**S**eizure），ショック（**S**hock）で，意識障害の鑑別診断の助けとなります．

　薬物中毒は，近年特に重要視されています．意識障害のある場合には，現場の状況や家族からの情報を手掛かりに検索を進めていかなくてはいけません．そのためには**お薬手帳やカルテは非常に重要なツール**です．その他，年配や独居の方の場合，服薬アドヒアランスの状態や，かかりつけの医療機関は1カ所だけなのかも確認すべきです．お薬の現物や残されたPTP包装などから原因となる薬を特定しないといけないケースもあります．

　原因となる薬が判明したら，作用機序，体内動態〔最高血中濃度到達時間（Tmax）や半減期（T1/2）など〕，複数の医薬品を服用している場合はその相互作用，解毒剤の有無などを調べ，治療現場へ情報提供することは，薬剤師が救急に貢献できる大切な役割の1つです．

（窪田愛恵，伊藤栄次）

第2章
CPRとAEDを
マスターしよう!

CPR, AED

第2章　CPRとAEDをマスターしよう！

1. 薬剤師に求められるCPR，AEDの重要性は？

井上知美，平出　敦

> **ポイント**
> - 傷病者の急変時に居合わせた者の対応が問われる時代になった
> - 心停止傷病者に対しては，すみやかに胸骨圧迫を開始することが求められる
> - 同時にAEDを依頼して装着し，救命のためにできるだけのことをすることが要求されている

1. 医師，看護師に任せておけばいい時代ではない！

　近年の薬剤師業務は多様化し，病院で勤務する薬剤師業務のなかでは病棟で薬剤管理指導をするなど，チーム医療にかかわるさまざまな業務が拡大している．また，薬局で勤務する薬剤師業務では2014年度より在宅薬剤管理指導業務加算が認められ，薬剤師が在宅治療する傷病者にかかわる機会が増加している．

　このような状況で，薬剤師が診療業務にかかわる機会が増大しており，薬剤師が傷病者の急変時に居合わせた場合の対応が問われている．突然の心停止への対応は，予期される末期患者への対応とは全く異なり，居合わせた者による最初の対応が予後を決定する．薬剤師が居合わせた者になる機会は明らかに増えている．医師，看護師に任せておけばよい時代ではない．

2. 早期CPR実施，AED使用の重要性[1]

　突然の心停止の多くは心室頻拍（Ventricular Tachycardia：VT；補足 **2**），引き続いて心室細動（Ventricular Fibrillation：VF；補足 **3**）に至るといわれている．VFは心筋の震えているような状態であり，心臓から全身に律動するポンプとして血液を送ること

ができなくなる．その結果，脳やその他の重要な臓器に血液が届かなくなる．その時間が長いほど，死亡や後遺症のリスクが高くなる．

　このような場合に，居合わせた者がすぐに胸骨圧迫を実施することにより，脳細胞，心筋細胞にある程度の酸素と栄養を供給することができる．胸骨圧迫を実施するとともに，できるだけ早く除細動器を準備して電気ショックを与えることにより，除細動されて心臓の律動が戻ることが期待される．このような処置は傷病者の社会復帰率向上につながる．一方，VF状態で何も処置をしなければ，次第に微細なVF波形となり，その後平坦な波形（心静止：Asystole）となる．心静止になれば除細動の適応はなくなり，救命のチャンスは大きく低下する．早期の胸骨圧迫開始，および早期の除細動が救命率のカギを握っている．

　AED（Automated External Defibrillator）は，突然心臓が正常に拍動できなくなった心停止の傷病者に対して電気ショックが必要か解析し，VFあるいは無脈性心室頻拍（Pulseless VT：無脈性VT）を呈する傷病者に対して電気ショックを与え，心臓を正常なリズムに戻すための除細動専用器であり，自動体外式除細動器と呼ばれる．

　心停止とは心臓のポンプ作用が失われた状態であるが，その心停止リズムとして4つのパターンが知られている．前述のVFまたは無脈性VTは除細動の適応である．平坦な波形（心静止；補足 **4**）では電気ショックの適応はない．また，以上の3つのリズム以外で心電図上，何らかの波形が認められるが脈を触知できない状態を無脈性電気活動（Pulseless Electrical Activity：PEA；補足 **4**）と呼んでおり，心静止と同様に電気ショックの適応はない．

> **ここが大事！** 心停止の4つのリズムと除細動の適応を理解することは，ICLSコースなどの医療者向け蘇生コースを受講する際には重要である

　救急車の到着までの時間は状況によって大きく異なるが，救急隊到着までに居合わせた者が，CPR（Cardio Pulmonary Resuscitation：心肺蘇生法）を実施し，AEDを使用することによって，救命

率が向上し，後遺症が少なくなることが検証されている．その結果さまざまな場所にAEDが設置され，CPRの普及活動が行われている．

> **ここが大事！** 救急隊が来るまでに，居合わせた者がCPRを実施し，AEDを使用することが，傷病者の救命や社会復帰につながる！医師，看護師に任せておけばよい時代ではない

補足：心停止のリズムと除細動の適応

1 正常心電図の基本波形および名称[2]

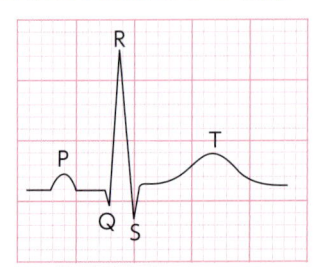

> **ここが大事！** Pは心房の興奮，QRSは心室の興奮を反映する．Tは心室の脱分極と一致する

2 心室頻拍（VT）[2]

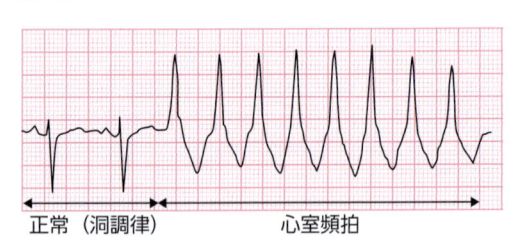

正常（洞調律） 心室頻拍

> **ここが大事！** 正常から心室頻拍に至った状態．心室頻拍で脈を触知できない場合は，無脈性心室頻拍である（電気的除細動の適応）

3 心室細動（VF）[2]

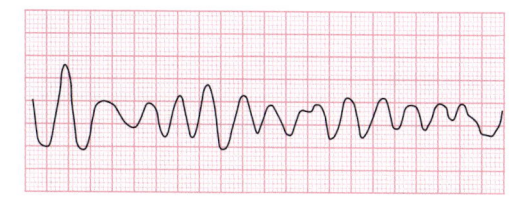

ここが大事！ 心室細動は心筋が無秩序に収縮している状態であり，電気的除細動の適応である

4 無脈性電気活動（PEA）[2]，心静止（Asystole）

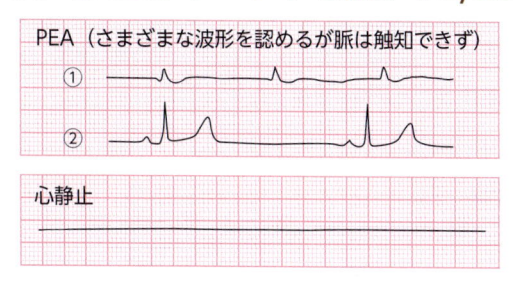

PEA（さまざまな波形を認めるが脈は触知できず）
①
②

心静止

ここが大事！ PEAは心電図波形が認められるが脈を触知できない状態で，さまざまな波形が含まれる．ただし，VT，VFは含めない．心静止（Asystole）とともに，電気的除細動の適応とならないリズムである．

文献

1）「ACLS大阪 二次救命処置コースガイド」，p19，ACLS大阪
2）「そうだったのか！絶対読める心電図」（池田隆徳/編），羊土社，2011

第2章 CPRとAEDをマスターしよう！

2. CPRをマスターしよう

木下理恵, 平出 敦

目標 ★★★

- 反応の確認ができ, 救急通報すべきかどうかの判断ができる
- 呼吸の確認ができ, 心停止かどうかの判断ができる
- 心停止の傷病者に質の高い胸骨圧迫を実施できる

これだけは知っておこう

バイスタンダーCPRに関する疫学研究では**胸骨圧迫のみのCPRは人工呼吸と組み合わせたCPRと比較して救命の点で劣っていない**ことが知られている. 心停止傷病者に対しては**質の高い胸骨圧迫をすみやかに実施する**ことが最も重要である.

処置の手順とポイント

必要なもの
AED, 救助者の手 (Hands only CPR)

1 倒れている人を発見！

❶ **安全確認**：倒れている人を助けることは重要であるが, 二次災害に遭わないことが前提として重要である. 救助者自身の安全, 傷病者の安全, 周囲の安全を確認する

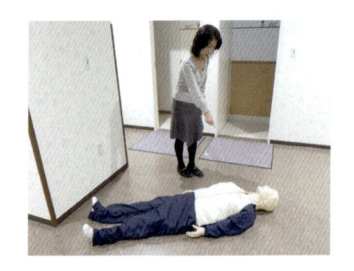

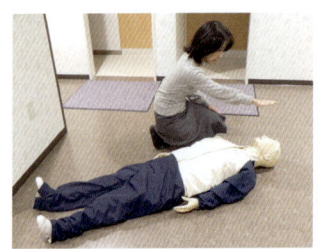

❷ **反応を確認する**：肩を軽く叩きながら「大丈夫ですか」と大声で呼びかけ反応を確認する．応答がなければ，「反応なし」とみなしてただちに行動を起こす

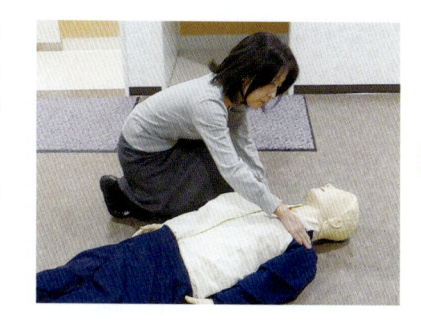

> 重要　反応がなければただちに人を呼ぶ．迷えばまずは助力を求めて支援してもらう

❸ **応援を要請する**：大きな声で119番通報と除細動器(AED)を依頼する　※110番通報ではない！

> 重要　複数の人が集まっている場合は，ひとりを指名して相手の目を見て明確に応援を依頼する

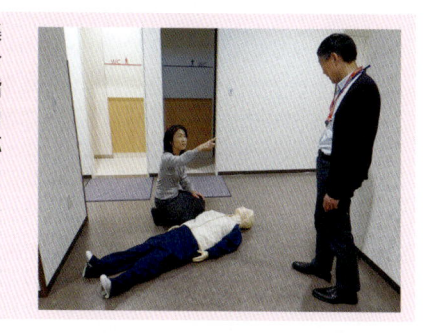

❹ **呼吸を確認する**：普段通りの呼吸をしているかどうか確認する．胸部と腹部の動きを見て，動きがなければ「呼吸なし」と判断し，ただちに胸骨圧迫を実施する．もしくは死戦期呼

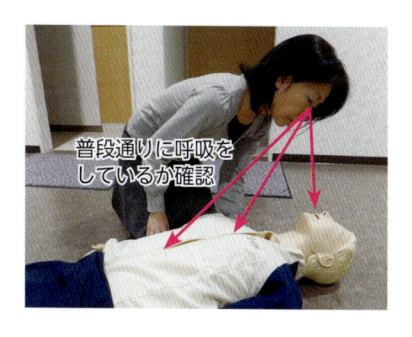

普段通りに呼吸をしているか確認

吸であれば迷わずに胸骨圧迫開始！

> **重要** 死戦期呼吸はしゃくりあげるような呼吸であり，心停止直後の傷病者でしばしば認められる．自発呼吸が全く認められない場合のみではなく，死戦期呼吸の場合もCPRの適応である

❺ **胸骨圧迫を開始する**

- 傷病者を仰臥位とし，救助者は傷病者の胸の横にひざまずいて処置を行う
    - ▶ 手袋などの感染防御の体制がとれれば，処置を開始する前に装着することが理想的である．特に傷病者が嘔吐したり出血していた場合には重要である

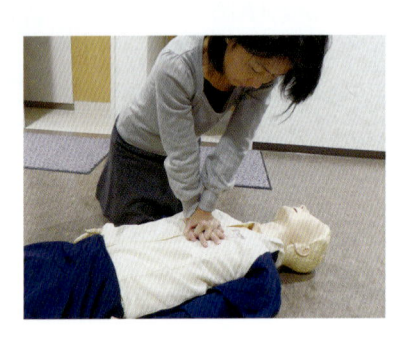

- 両手のひらを重ねて圧迫する．写真のように手を組むと安定しやすい
- 腕の力だけで圧迫せず，適度に自分の体重を使う
    - ▶ 傷病者の胸部を脱衣することは，胸骨圧迫の開始の遅れや，プライバシー保護の問題を生ずることから，着衣の上から開始してもよい．AEDを装着するために，あるいは胸骨圧迫の位置を確認するために，状況を整えてから胸をはだけるのはよい

- 質の高い胸骨圧迫を実施するためには，胸骨圧迫の位置，深さ，テンポに配慮する必要がある．また，毎回の胸骨圧迫の後には**胸を完全に元の位置に戻す（リコイル）**ことも重要である

> **重要** ●胸骨圧迫のポイント
> 位置：胸骨の下半分
> 深さ：約5 cm，小児では胸の厚さの約1/3
> テンポ：100〜120回/分

❻-1 **人工呼吸について**：人工呼吸については，救助者がトレーニングを受けたことがあり，それを行う意思がある場合に限定されている（「JRC蘇生ガイドライン2015」[1]）．もし行う場合はまず胸骨

圧迫から開始して胸骨圧迫と人工呼吸を30：2（回）の比で行う．最適な1回換気量を示すエビデンスは得られていないが，人工呼吸の1回換気量の目安は傷病者の胸の上がりを確認できる程度とし，送気（呼気吹き込み）は約1秒かけて行うことが推奨されている．人工呼吸は気道確保を行ってから実施する．

> **重要** 人工呼吸を行う際には気道確保を行う必要がある．緊急時の気道確保の方法として頭部後屈顎先挙上法に習熟する

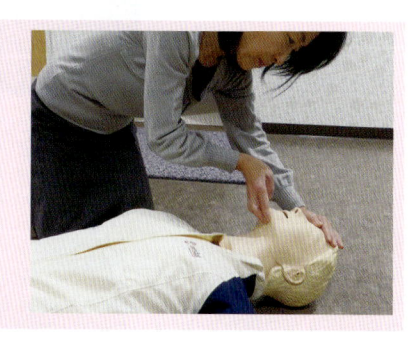

❻-2 **感染防護具**：成人の突然の心停止の多くは心原性であり，胸骨圧迫のみのCPRの合理性が認められている．小児や呼吸不全の傷病者など，傷病者によっては，人工呼吸があった方が好ましいケースもあるが，「JRC蘇生ガイドライン2015」では，あらゆる心停止の傷病者に対して，まず胸骨圧迫が行われることの重要性を強調している．筆者らが主催するコースも，この考え方にもとづき，口対口人工呼吸を実施することより，まず胸骨圧迫を徹底する方針で組み立てられている．救命処置に特に習熟した者が，人工呼吸を実施する場合は，可能であればポケットマスクなどの感染防護具を使用すべきである

❼ **胸骨圧迫の交代，中断**：胸骨圧迫による救助者の疲労を考慮すると，質の良い胸骨圧迫を続けるためには，**救助者の交代は不可欠**である．複数の救助者で1〜2分ごとに交代しながら行うことが望ましい．絶え間ない胸骨圧迫を行うためには，交代に伴う中断時間は最小限でなくてはならない

重要
- 救助者が胸骨圧迫を交代するときには交代者が体制を整えてから「3, 2, 1」等, 声をかけて行う
- 人工呼吸や電気ショックを行うときにも胸骨圧迫の中断時間を最小限にするように努める

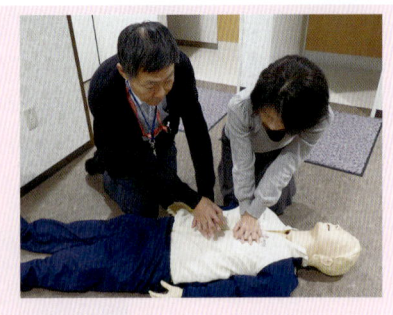

2 CPRの継続

CPRは, 救急隊など, さらに進んだ処置ができる救助者に引き継ぐまで続ける. 呼びかけへの応答, 普段通りの呼吸や目的のある仕草が出現した場合には, 胸骨圧迫を中断して, バイタルサインのチェックを行う. AEDを装着している場合, 電源は切らず, パッドは貼付したままにしておく (※AEDは2分ごとに再解析を実施する).

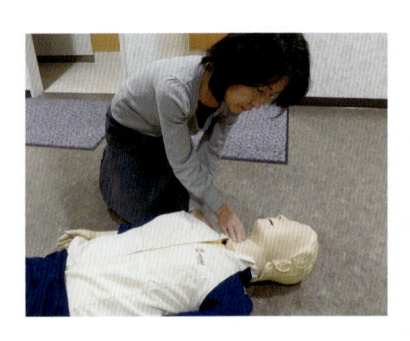

3 BLSアルゴリズム (市民用BLS)

BLSとは一次救命処置 (Basic Life Support) のことである. 市民用BLSは, 心停止の場所に居合わせたあらゆる救助者に推奨される基本的な手順である. 救命処置は, さまざまな状況に応じて臨機応変に行われるべきであるが, BLSアルゴリズムは, その基本的な手順を示したものであり, 救助者がチームでCPRの内容を共有化する意味でも重要である (図).

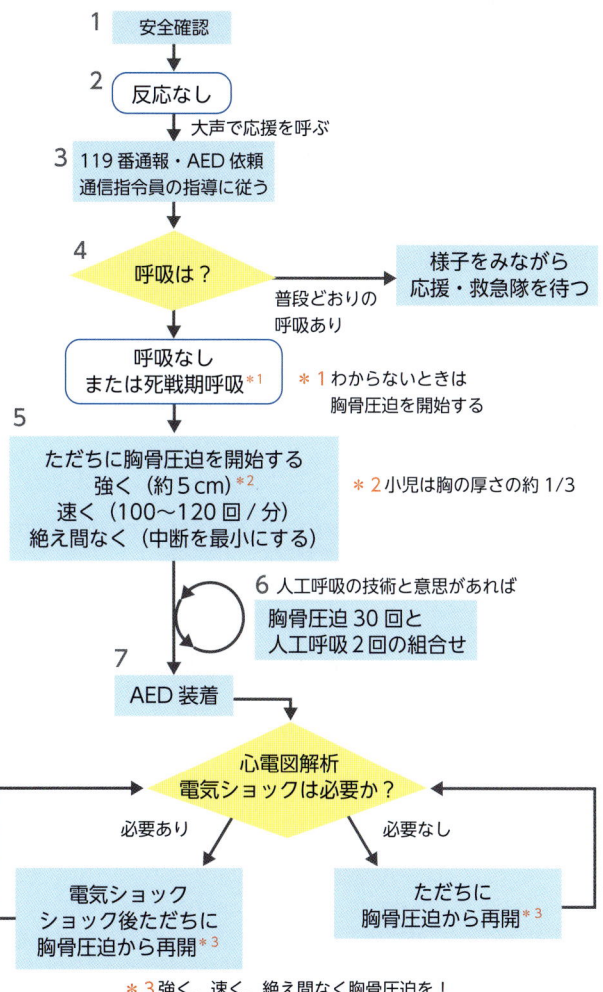

```
1  安全確認

2  反応なし
       ↓ 大声で応援を呼ぶ
3  119番通報・AED依頼
   通信指令員の指導に従う

4  呼吸は？ ──普段どおりの呼吸あり──→ 様子をみながら応援・救急隊を待つ

   呼吸なし
   または死戦期呼吸*1          *1 わからないときは
                                胸骨圧迫を開始する

5  ただちに胸骨圧迫を開始する
   強く（約5cm）*2              *2 小児は胸の厚さの約1/3
   速く（100〜120回/分）
   絶え間なく（中断を最小にする）

6  人工呼吸の技術と意思があれば
   胸骨圧迫30回と
   人工呼吸2回の組合せ

7  AED装着

   心電図解析
   電気ショックは必要か？
   ├─必要あり→ 電気ショック ショック後ただちに胸骨圧迫から再開*3
   └─必要なし→ ただちに胸骨圧迫から再開*3

   *3 強く，速く，絶え間なく胸骨圧迫を！

8  救急隊に引き継ぐまで，または傷病者に普段どおりの呼吸や
   目的のある仕草が認められるまで続ける
```

図　市民用BLSアルゴリズム
「第1章 一次救命処置，JRC蘇生ガイドライン2015（一般社団法人 日本蘇生協議会/監），p.18，2016，医学書院」より転載

4 医療従事者によるCPR

　医療従事者や救急隊員などでは，反応がない傷病者には，まず気道確保を行ったうえで呼吸の観察を行うとされている．しかし，気道確保に手間取って，呼吸の観察がおろそかになったりCPRの開始が遅れないようにすべきであり，まず一般市民のためのBLSができなくてはならない．

　また，蘇生に熟練した救助者は傷病者の呼吸を観察しながら，同時に頸動脈の拍動の有無を確認するとされている．しかし，あくまで熟練した救助者にあてはまる手技であり，自信がもてない場合は呼吸の観察に専念すべきである．したがって，本項では一般市民のためのBLSにまず習熟することを強調した．

文献
1) 第1章 一次救命処置.「JRC蘇生ガイドライン2015」(一般社団法人 日本蘇生協議会/監)，医学書院，2016

こぼれ話

口対口 人工呼吸は必要か？

　心肺蘇生法は，「胸骨圧迫」と「人工呼吸」の組み合わせが原則ですが，最近の研究では，人工呼吸を行った場合と行わなかった場合を比較してみると救命率に差がないという報告が数多くみられます．「JRC蘇生ガイドライン2015」作成においても「胸骨圧迫のみ」がよいか，「胸骨圧迫と人工呼吸の組み合わせ」がよいかについて，多くの議論がなされたことをうかがい知ることができます．結局，「JRC蘇生ガイドライン2015」では心停止傷病者すべてに胸骨圧迫をすることは強い推奨となり，人工呼吸をそのうえに組み合わせるのは，人工呼吸の訓練を受けていて，それを行う意思がある救助者の場合に限られ，胸骨圧迫に比較して弱い推奨となっています．

　ただし，**小児の場合は換気の必要性は再度強調されていることには注意が必要**です．心停止に陥る原因として，成人に比して窒息などの気道・呼吸異常が多いことがその理由です．

（窪田愛恵）

第2章　CPRとAEDをマスターしよう！

3. AEDを慌てず使えるようになろう

小竹　武，平出　敦

目標 ★★★

① AEDはどこにある？ =AEDの入手
② AEDはどのようなときに使う？ =AEDの使用対象
③ AEDはどのようにして使う？ =AEDの使用方法
上記項目を踏まえて，緊急時にAEDを正しく，安全に使用できるようになる

これだけは知っておこう

1 AEDの主な設置場所

　AED設置には統一した基準はないが，一般的には大勢の人が集まる，スポーツを実施する，急変する可能性が高い人がいる場所に設置されている．例えば病院，診療所，学校，ショッピングセンター，企業，空港，駅，飛行機，ホテル，公園，交番，コンビニエンスストア，スポーツセンター，ガソリンスタンドなどである．最近では薬局にも設置が進みつつある．AEDが必要になった場合，AEDの多くはわかりやすい場所に設置されていることから，周囲の方々にとにかく1秒でも早く入手を求めてみることが重要である．

2 AEDの適応

　AEDは心電図を解析し，必要に応じて電気ショックを与え，心臓の律動を復元させる機器である．「意識」がなく「普段通りの呼吸」をしていない傷病者には胸骨圧迫を実施するが，できるだけ早期にAEDを装着する必要がある．

> **ここが大事** AED適応となる突然の心停止の徴候
> ①意識消失しており反応がない
> ②呼吸がない,あるいは死戦期呼吸である
> ③頸動脈の拍動が触知できない(熟練した救助者のみが実施すべきである)

処置の手順とポイント

必要なもの
AEDの入ったバッグ〔AEDおよび付属品(電極パッド等)〕

❶ **使用準備**:AEDが到着すれば一刻も早く装着をめざす

▶ AEDが到着したからといって胸骨圧迫をやめてはいけない.解析開始まで絶え間ないCPRを継続する

❷ **電源を入れる**:AEDのON・OFFのボタンを押し,電源を入れる

▶ ふたを開けると電源が入る機種もある

▶ 電源を入れるとAEDより音声ガイダンスが流れる

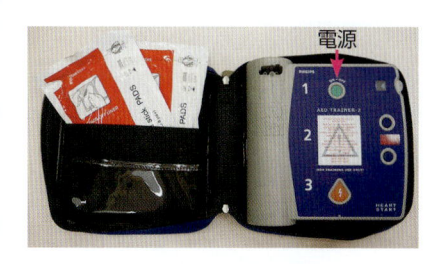

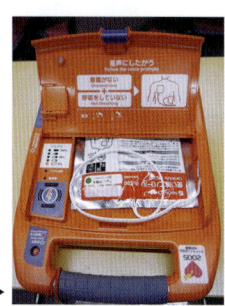

ふたを開けると電源が入る機種→

重要 AEDは流れる音声ガイダンスに沿って使用することで正しく取り扱うことができる

❸ **電極パッドを取り出す**

▶ AEDには通常「成人用パッド」が入っている(図a).未就学の小児に対しては「小児用パッド」を用いる(図b).機種によっては「小児用キー」を用いる場合もある(図c).小児用パッドや小児用キーなどは電気ショック時のエネルギーを小児に適したエネルギー量に減衰する機能がある.小児用パッドがない場合は成人用パッドで代用する

図a) 成人用パッド　　　　図b) 小児用パッド

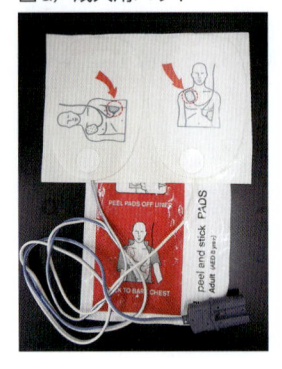

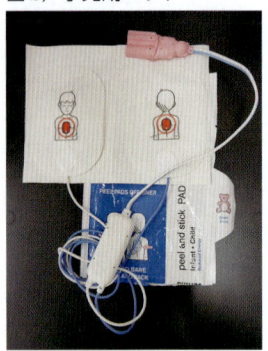

図c) 小児用キー

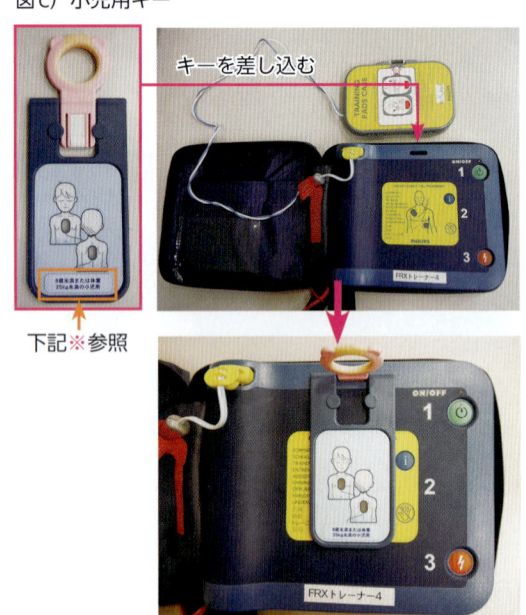

キーを差し込む

下記※参照

図　成人用パッド，小児用パッド，小児用キー
※ JRCガイドライン2010以降，小児用モード／キーあるいはエネルギー減衰機能付き小児用パッドの使用年齢の区切りが，未就学児（およそ6歳）と変更されている．AEDのなかには，写真のように記載が更新されていないものも存在するため使用時には注意していただきたい

❹ **電極パッドを正しい位置に装着する**：傷病者の胸をはだけ電極パッドを台紙から剥がして，パッドの絵（図a, b参照）の位置にしっかりと貼付する．小児では体が小さいため，パッドが重ならないように注意する．胸部の前面と背中に貼付してもよい

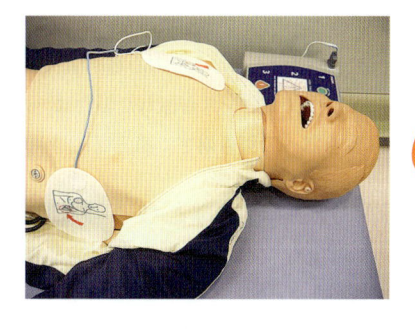

❺ **心電図解析**：音声ガイダンスによって「心電図を解析します．離れてください」というアナウンスが流れたら，CPRを中断する

❻ **電気ショックの実施**：音声ガイダンスによって「ショックが必要です．離れてください」というアナウンスが流れたら，AEDは充電を開始する．このとき，**傷病者の周囲にいる者が全員傷病者から離れていることを確認する**．「ショックボタンを押してください」というアナウンスが流れたら，再度，周囲の安全確認を実施した後，ショックボタンを押す

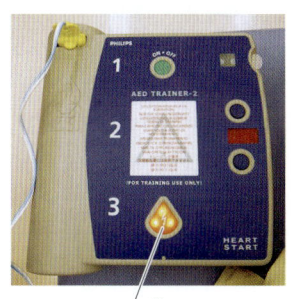

ショックボタン

> **重要** 救助者が感電することを防ぐため，電気ショックの実施の際は必ず，傷病者に触れている人がいないか確認する

❼ **CPRの再開**：電気ショック実施後はAEDの電源を切らず，電極パッドを装着したまま，すみやかに胸骨圧迫を再開する．AEDは2分

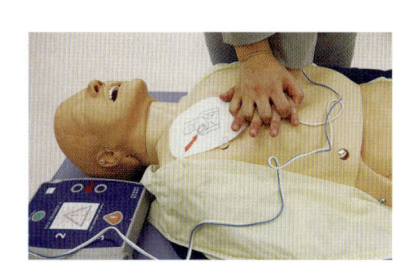

ごとに再解析を実施するため，音声ガイダンスに従ってCPRを継続するとよい．AEDの心電図解析実施後，「ショックは不要です」というアナウンスが流れた場合は，ただちに胸骨圧迫を再開する

❽ **救急隊への引き継ぎ**：第2章-2参照

■ こんな場合はどうする？（特殊な状況）

1) 電極パッドを装着する胸部が水（汗）に濡れている場合

胸部が水（汗）で濡れている場合は，電極パッドを貼付する前にタオルなどで水をふきとった後，電極パッドを装着する．胸部以外が水で濡れている状態ではそのままAEDを使用しても構わない．

2) 毛が濃い場合

胸毛が濃く電極パッドがきちんと胸の皮膚に貼りついていなければ，心電図の解析や電気ショックができないため，電極パッドの粘着部で胸毛を取り除き，再度，予備の新しい電極パッドを装着する（カミソリ，ハサミがあれば活用してもよいが**救助者の手を傷つけないように注意する**）．

3) 貼付薬のある場合

電極パッドを貼る場所に貼付薬のある場合ははがし，もし薬が残っていたら，薬剤を拭きとり，電極パッドを装着する．

4) 植込み型除細動器（ICD）およびペースメーカーを装着している場合

突然心停止を起こす可能性の高い傷病者は，自動的に心臓にショックを与える植込み型除細動器（Implantable Cardioverter Defibrillator：ICD）を体内に植込んでいる場合がある．このような傷病者は胸部に膨らみが認められるので気が付く．できるだけ避けて電極パッドを装着する．ペースメーカーについても同様である．

5) ワイヤー入りブラジャーやネックレスなどの金属類を装着している場合

　金属類に電気が伝わり熱傷を起こす恐れがあるため，できるだけ外すことが望ましいが，時間を要する場合は，それらを避けて電極パッドを装着する．

文献

1) 第1章 一次救命処置．「JRC蘇生ガイドライン2015」（一般社団法人 日本蘇生協議会/監），医学書院，2016
2) American Heart Association：「BLSヘルスケアプロバイダー 受講者マニュアル AHAガイドライン2010準拠」，pp19-23，シナジー，2011

こぼれ話

目の前で人が倒れたら，すべての人にCPR，AEDは問題ない？

　心停止の判断は難しい場合があります．そして，心臓が止まっている！と決めて胸骨圧迫をする勇気を出すことはもっと難しいことです．「JRC蘇生ガイドライン2015」では10秒以内に判断して蘇生処置をすみやかに実施するように記載されていますが，実際はそう簡単にはいかないですよね．実際にその場面に遭遇した経験のある方なら，強く同意してくださることでしょう．しかし，難しいからといってゆっくり時間をかけて判断したり，胸骨圧迫やAEDの装着を先延ばしてよい理由にはなりません．なぜなら，心停止になったら刻々と心拍再開率が低下するからです．1分1秒も無駄にはできません．ですから，心停止を疑ったなら，迷わずに胸骨圧迫を開始しましょう．

　上記のガイドラインでも呼吸がないか異常な呼吸（死戦期呼吸）が認められる場合，あるいはその判断に自信がもてない場合は，ただちに胸骨圧迫を開始することを認めています．呼吸の確認だけで胸骨圧迫を開始して構いません（筆者らが開催する「救急・災害に強い薬剤師養成コース」では，心停止の判断の助けとなる脈拍の測定法も習得可能です）．心停止でない場合，傷病者はしかめ面や手足の動きなどで心停止でないことをわれわれに教えてくれるはずです．そのときに処置を中止すればよいのです．もちろん，AEDの装着も同様です．

　実際に善意ある対応に法的問題が生じたことはありません．心配な場合は，119番通報すると口頭指示といって，実施すべきことを電話で教えてくれます．ひとりだけでなく多くの方にかかわっていただくことも重要なことです．実際に行った対応を他者が確認することは後々の証拠にもなります．

（田口博一）

第2章 CPRとAEDをマスターしよう！

4. 回復体位

吉長正紘

目標 ★★☆

- 実施すべき対象者（＝自発呼吸あり，意識レベル低下あり，誤嚥・窒息の危険性がある）を適切に評価できる
- 安全で有効な回復体位を実施できる

これだけは知っておこう[1]

気を失った人はすべて仰向けが好ましいとは限らない．横向けの方が安全なこともある．そのような体位を**回復体位**（recovery position）という．

適応は，**自発呼吸は認めるが意識レベル低下のある，誤嚥・窒息の危険性がある傷病者**である．目的は，吐物による気道の狭窄・閉塞のリスクを軽減することにある．

処置の手順とポイント[2]

必要なもの
手技的に必要なものはないが，吐物等による汚染への配慮は求められる

❶ 傷病者の側方に位置し，傷病者が挙手をするような形をとる

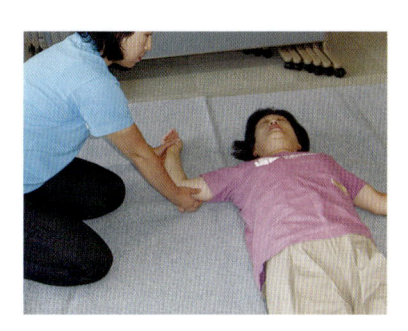

❷ 反対側の腕は頸部へ曲げて，手の甲が頬に当たるようにする

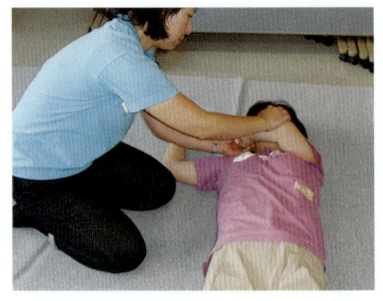

❸ 反対側の膝を屈曲させ，実施者側は伸展する

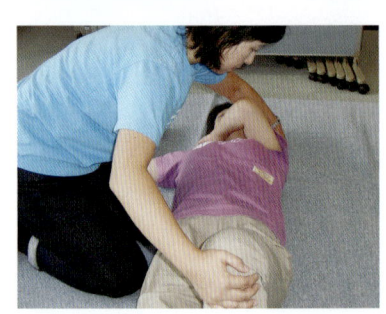

❹ 傷病者を実施者側に回転させ，側臥位にする．このときに頭頸部を支持して愛護的に扱う

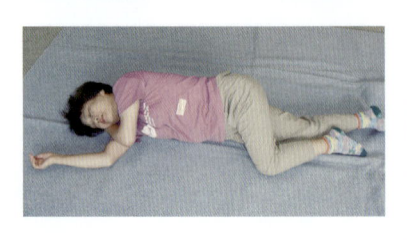

❺ 体位変換後は，呼吸・脈触知を頻回に確認し，いずれかが不安定になる，あるいは消失した場合は，すみやかに仰臥位にもどし，胸骨圧迫，人工呼吸（可能であれば）を実施する．呼吸・循環に注意して観察する

重要 体位変換は愛護的に行う．回復体位にした後は，呼吸，循環の監視を怠らない

文献

1) Handley AJ, et al : Single-rescuer adult basic life support: an advisory statement from the Basic Life Support Working Group of the International Liaison Committee on Resuscitation. Circulation, 95 : 2174-2179, 1997

2) Koster RW, et al : European Resuscitation Council Guidelines for Resuscitation 2010 Section 2. Adult basic life support and use of automated external defibrillators. Resuscitation, 81 : 1277-1292, 2010

第3章

情報伝達能力を
身につけよう！

SBAR

第3章 情報伝達能力を身につけよう！

1. 情報伝達の手法を学ぶことの重要性

窪田愛恵，田口博一，平出　敦

> **ポイント**
> - 落ち着いて冷静に対応すれば大丈夫，は過信である
> - 患者の状態の評価と，的確な情報伝達の手法は，訓練で習得できる
> - このような手法を活用できることは救急災害医療のチーム医療の展開につながる
> - 系統立った情報伝達は傷病者の安全につながる

考えてみよう
"冷静に対応すればよい"の落とし穴

あなたは，情報伝達の能力は，もともと各人に備わった素質であり，訓練の必要性はないと漠然と思っていないだろうか？　冷静に落ち着いて対応すれば大丈夫，という過信はないだろうか？

1 救急対応に求められること

「処方箋を持って薬を求めてきた患者が目の前で急に倒れた」このような場合，あなたは適切に対応できるだろうか．どんなに冷静に，落ち着いて対応しようとしても，傷病者の状態の評価の仕方や，情報伝達の手法が身についていなければ，実際には対応のしようがない．状態の評価とはバイタルサインの評価のことであり，医療者間の共通言語である．これらを用いた的確な情報伝達は救急対応に必要であり，このような能力は，事前に養われていない限り，単に落ち着いていれば発揮できるものではない．

ここが大事！ バイタルサインは医療者間の共通言語!!

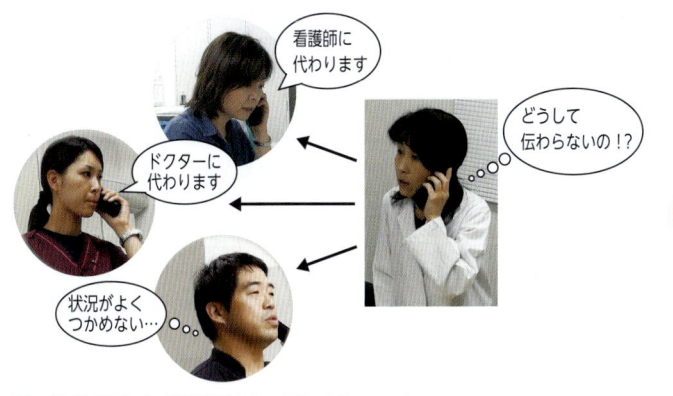

図　情報が伝わらず電話がたらい回しされていく

2 救急災害医療はチーム医療！

　救急対応は一人ではできない．災害時には，こうした役割分担の範囲や規模が，平時の救急対応よりさらに広がる．図は「処方箋を持って薬を求めてきた患者が目の前で急に倒れた」状況で，薬剤師が緊急連絡をとっている様子である．具体的な情報ではなく逼迫した雰囲気しか病院の関係者に伝わらないことから，事務職員，看護師，医師に電話が次々に"たらいまわし"されていく．

> **ここが大事！** 逼迫した雰囲気だけでは情報は伝わらない

3 構造化された情報伝達手法の有用性

　情報伝達を的確に行うためには，思いつく情報を手当たり次第に伝えようとするのではなく，伝える内容のエッセンスを効果的にしぼりだす必要がある．これが構造化された情報伝達手法によって実施できる．

> **ここが大事！** 思いつく情報を手当たり次第に伝えようとしても，実際には効果的には伝わらない

第3章 情報伝達能力を身につけよう！

2. SBAR

窪田愛恵

> **ポイント**
> - すぐに使える．まずは実際に使ってみよう
> - 簡潔明瞭な伝え方を意識できる
> - バイタルサインに習熟していれば，いざというときも活用できる

1. SBARの由来

　医療現場では，いわゆる医学的知識に支えられた専門技能である"**テクニカルスキル**"が従来より重視されてきたが，近年「コミュニケーション」「チームワーク」「リーダーシップ」などの普遍性の高い職務遂行スキルである"**ノンテクニカルスキル**"が注目されるようになった．なかでもコミュニケーション力は，人間の営みの根底にかかわる能力である．コミュニケーション法の1つであるSBARは，最近注目されている手法である．

　1990年代後半のある日，米国海軍の若い少尉が，原子力潜水艦内で艦長にある懸念を伝えたことがSBARの概念が生まれるきっかけとなった[1]．軍隊というヒエラルキーの厳しい世界で，若い少尉が艦長に危険性をはらむ事案を進言するということは，相当なバリアがあったと考えられるが，SBARはこのようなコミュニケーションのバリアがあるなかで生まれた手法ともいえる．その後，軍隊だけでなく航空業界の訓練プログラム（Crew Resource Management：CRM）に組み込まれるなど，ハイリスク業界ではその効果が世界的に広く認識されている．

　医療現場でも，経験年数，上下関係や所属部署，職種の別といったコミュニケーションのバリアとなる問題が多く，近年，コミュニケーション不足やチームワークの悪さが原因とされる医療事故が取り沙汰されるようになった．こういった経緯で，医療でもSBARが知られる

こととなった．

　SBARは，緊急通報だけでなく疑義照会など，広く活用が期待できる．

> **ここが大事！** 「SBARを用いた情報伝達」は医療者間でのコミュニケーションのストレスやバリアを乗り越えるための有力なツールである

2. SBARとは

```
Situation  …………… 状況
Background  ……… 背景
Assessment  ……… 評価
Recommendation … 推奨・提案
```

の4つのカテゴリーの頭文字をとったものである．

　緊急通報では「情報のカテゴリー」「順番」「表現」が重要であるが，SBARは「情報のカテゴリー」「順番」を整理するうえで役立つ．

- 「傷病者に何が起こっているのか（Situation）」という「結論」が最初
- 続いて傷病者の臨床的な背景（Background）
- それに対する自分の評価（Assessment）
- 最後にどうしたいのか・どうしてほしいのか（Recommendation）

　この順番で伝えることで，情報を受けた者は，緊急の用件や重要な連絡であることを迅速に察知でき，行動を起こす心の準備ができる．

　またカテゴリー順に整理することで，伝えるべき情報を，漏らすことなく，焦点を絞るのに役立つ．

■ S：Situation（傷病者の状況・緊急性）

- 報告者の同定（所属と氏名）
- 傷病者の同定〔傷病者の氏名・（かかりつけ病院等の）ID番号〕
- 何が起こっているのか，自分が問題としている事柄，報告する理由
  - どういった事柄
  - いつから，どのくらいの時間
  - どの程度
  - どこが

  などをまとめる

> **例**　「私は○○薬局の△△です．そちらにかかりつけの■■さんが，処方箋を持ってこちらに来られたのですが，目の前で倒れました．意識レベルはJCS[※]20，脈拍は50，呼吸数15です．」　※第1章6. 意識レベル参照．

■ B：Background（臨床経過）

- 基礎疾患
- 現在の服薬状況
- アレルギー歴
- （最近の）関連する検査結果
- かかりつけ医
- 傷病者の既往歴，バイタルサイン，訴え，問題に関する身体所見

などを要領よく，手短に報告する

> **例**　「基礎疾患として糖尿病があり，1年前からインスリンをはじめられています．先月にも，低血糖を起こされています」

■ A：Assessmennt（状況評価の結論）

- 自分の評価を報告する．状況評価の結論は観察項目から主観的に導くもので「正解」でなくても構わない

> **例**　「低血糖を起こされたのではないかと思います」

■ R：Recommendation（提言または具体的な要望・要請）

・どうしてほしいのか

　「救急車を呼んだ方がいいですか」

　「すぐに薬を投与した方がよいですか」

・あなたが推奨すること

> **例**　「こちらでブドウ糖を飲ませたらいいのでしょうか，それとも救急車を呼んだらいいのでしょうか．ご指示いただきたいです」

> **ここが大事**　カテゴリー分けは必要だが，何が重要かを明確にして，メッセージがすみやかに伝わることを目的とする手法なので，状況によっては「S」「B」「A」「R」のカテゴリーに固執せず，ポイントを明確にするようにする

文献

1) Heinrichs WM, et al : SBAR 'flattens the hierarchy' among caregivers. Stud Health Technol Inform, 173 : 175-182, 2012

こぼれ話

チーム医療と情報伝達
～医療安全の視点から

　近年，医療系教育にはシミュレーショントレーニングが広く行われており，技能や態度の教育に効果的です．BLS（Basic Life Support：一次救命処置）やICLS（Immediate Cardiac Life Support）は蘇生のシミュレーショントレーニングですが，傷病者を見つけたときに声をかけ反応がなければ，「反応がありません．そこのあなた，119番してください」やAEDのショックボタンを押すときには，「ショックボタンを押します．離れてください」など，必ず声にしてまわりの人と現在の状況を共有したり，安全確認を行います．

　このように，得た情報を声を出しながら確認し行動を進めていくことを**オンライン・コメンタリー**といい，その場のメンバーと情報共有するためにはとても重要です．また自分自身の行動を間違いのない行為だと自分自身で確認することにもなります．慣れないと少し恥ずかしいですし，はじめて見る人にとっては奇妙にも感じますが，普段からトレーニングしていないと本番で急に行うことはできません．筆者らの救急・災害に強い薬剤師養成コースは，オンライン・コメンタリーのトレーニングも意識したコースです．

（窪田愛恵）

こぼれ話

お薬手帳，処方箋からわかること

　お薬手帳，処方箋は医療を支える重要なドキュメントであり，円滑で安全な医療の遂行に欠かせませんが，そのなかには患者に関する多様な情報が含まれています．このことから，筆者らが開催している救急・災害に強い薬剤師養成コースではお薬手帳と処方箋を重要な小道具として使用しています．例えばシミュレーショントレーニングではしばしば急変する患者が登場するのですが，その背景となるネタをお薬手帳や処方箋に仕込むのです．

・患者固有の条件に起因する場合には，副作用歴やアレルギー歴，既往歴を入れる
・服薬アドヒアランスが低い患者は，通院間隔と処方日数をずらす
・治療域の狭い薬（炭酸リチウムなど）のコントロール不良では，薬の服用量を増減させる
・薬の相互作用による症状発現には，慢性疾患の服用薬に加え頓服薬を追加

などで表現します．

　患者とのやりとりだけでなく，処方箋やお薬手帳が薬剤師にとっていかに重要な情報源となっているか意識するきっかけになることをねらっているのです．

（窪田愛恵）

第3章 情報伝達能力を身につけよう！

3. 情報伝達トレーニング ケーススタディ

窪田愛恵

情報伝達のトレーニングをしましょう

あなたは，B薬局に勤務する薬剤師の「救災薬太郎（きゅうさい やくたろう）」です．薬剤師として以下のケースに対応してください．

それぞれの状況で，SBARを用いて，適確に情報を伝えてみましょう．

■ 手順

❶ SBARワークシートを使用してください（図．慣れてきたら，使用しなくても結構です）

❷ 各ケースを確認してください

❸ SBARに沿って，自分でシートに記載してみてください

❹ 解答例を確認して，あなたの記載と比較してみてください

図 SBARワークシート
筆者らが主催する「救急・災害に強い薬剤師養成コース」で使用している記入用シート．PDFデータをダウンロードできますので，慣れるまではこれを使用して情報伝達のトレーニングを行いましょう（ダウンロードの詳細はp.165参照）

Case 1

場所：薬局
患者：山田花子さん，35歳女性

目標：SBARを用いて山田さんの状態を病院に伝えてください

薬剤師：こんにちは．

山田さん：こんにちは．今朝から頭痛がひどいのでA病院で診てもらいました．頭が痛くてつらいです．

薬剤師：今までお薬を飲んで具合が悪くなったことはありませんか．

山田さん：うーん，どうかな．ないと思います．

（処方箋には頓服としてロキソニン® が10回分とある）

薬剤師：山田さん，おまたせしました．痛み止めのロキソニン® というお薬が出ております．

山田さん：今ここで飲んでいいですか．痛みが我慢できません．

薬剤師：わかりました．はい，お水をどうぞ．

（薬を服用して，10分程経過して，くしゃみをしはじめた）

山田さん：なんだか，気分が悪いのですが．口の周りと，のどのあたりがかゆいのです．のどの奥がひゅーひゅーしてきました．薬剤師さん，大丈夫でしょうか．息苦しいです．ああ，変な感じだ．手足がしびれる．手がしびれる．

薬剤師：山田さん，大丈夫ですか？ **（呼びかける）**

山田さん：**（反応なし）**

薬剤師：大丈夫ですか！？ **（山田さんの身体を揺すりながら大声で呼びかける）**

山田さん：**（反応なし）**

薬剤師：**（痛み刺激を加えてみる）**

山田さん：**（払いのけようとする）**

（自発呼吸は確認でき，呼吸数は16回/分，平静である．脈拍も橈骨動脈で触知できる．血圧は90/60 mmHg．脈拍数は50回/分）

ワークシート記載例はp.92

Case 2

場所：薬局

患者：鈴木太郎さん，65歳男性

　　　糖尿病で1年前からインスリンが開始されている

目標：病院へ鈴木さんの状態について救急通報してください

薬剤師：こんにちは．

鈴木さん：こんにちは．昨日から調子が悪くてね．

薬剤師：どうされましたか．

鈴木さん：昨日，病院で診てもらったけど，しんどくてここへは来られなかったんです．ひどく疲れた感じがしましてね．

（話をしながらあくびをしている．冷や汗も出ている）

薬剤師：鈴木さんは糖尿病の治療をされていますよね．

鈴木さん：ええ，インスリンだけは忘れると大変ですから，忘れずに打っていますよ．

薬剤師：先月も低血糖を起こされていましたから，念のため血糖値が下がっていないか測った方がよさそうですね．自己測定器，今，お持ちですか？

鈴木さん：ええ，ありますよ．測ってみましょうか．

　　（測定すると）ああ，35 mg/dLです．

薬剤師：ずいぶん低いですね．ブドウ糖をすぐ飲んだ方がいいですね．

（と話しているうちに倒れてしまいました）

薬剤師：鈴木さん，大丈夫ですか？（呼びかける）

鈴木さん：（反応しない）

薬剤師：鈴木さん，大丈夫ですか！？（大声で呼びかける）

鈴木さん：（一時的に眼を開けるが刺激をやめると目を閉じてしまう）

（呼吸数は15回/分，脈拍数は50回/分）

ワークシート記載例はp.93

Case 3

場所：薬局
患者：狭山和子さん，50歳女性

目標：担当の医師に疑義照会をしてください

薬剤師：こんにちは．
狭山さん：こんにちは．今日はじめてこちらの薬局に来ました．
薬剤師：そうなんですね．では少しお話を聞かせていただいてもよろしいでしょうか．
狭山さん：もともと会社の健康診断で，血圧が高いので医療機関で詳しく診てもらうように言われていましたが，本日は頭痛がして気分が悪くとうとう勤務中に倒れてしまいました．すぐに勤務先の隣のレディースクリニック（乳がん診療が専門）で応急処置をしてもらいましたがずいぶん血圧が上昇していたとのことです．一応，血圧は落ちついたのですが，降圧薬をとりあえず処方していただきました．
薬剤師：そうなんですね．今日の血圧はどのくらいでしたか．
狭山さん：これが結果です．（160/100 mmHg）
薬剤師：わかりました．ほかには医療機関にかかっていませんか．
狭山さん：それはありません．
薬剤師：それでは処方箋をいただきます．
(処方箋には「ノルバデックス® 10 mg錠 2錠 朝夕食後 14日分」とある)
薬剤師：（これは"ノルバスク®"の間違いではないだろうか…？）

ワークシート記載例はp.94

■ Case1 ワークシート記載例

日付等	年月日	○年△月□日
Situation 状況	私は○○,患者は×× 報告する理由・状況 ・場所 ・主なバイタルサイン	私はB薬局の薬剤師の救災薬太郎です.今朝貴院を受診された患者さんが,薬局内で倒れました.そちらで処方された鎮痛薬ロキソニン®服用約10分後です.意識レベルはJCS 100で自発呼吸はしっかりしています.脈拍は橈骨動脈で触知でき,50です.患者氏名は山田花子さんです.
Background 背景	患者が来た理由・背景 ・診断名 ・服用薬 ・アレルギー歴 ・その他重要な関連事項	今朝から頭痛があり,処方薬をすぐにでも服用したいとおっしゃっていました.薬のアレルギーや副作用歴はないと言われていました.
Assessment 評価・判断	あなたの評価 ・臨床的な問題 ・気がかりな徴候	しかし今回は薬剤によるアナフィラキシーショックが考えられます.
Recommendation 提案・要望	私は何をしてほしい (示唆・提案)	そちらの病院で受け入れお願いしたいのですが可能でしょうか.

> **ここが大事** 緊急通報である.薬局内で患者が倒れたということを「S」でしっかり伝える.その際,先方の医療機関のかかりつけの患者であることを強調すると,当事者意識をもってもらいやすい

■ Case2 ワークシート記載例

日付等	年月日	○年△月□日
Situation 状況	私は○○,患者は×× 報告する理由・状況 ・場所 ・主なバイタルサイン	私は B 薬局の薬剤師の救災薬太郎です.そちらにかかりつけの鈴木太郎さんが,処方箋を持ってこちらに来られたのですが,突然倒れてしまいました.意識レベルは JCS 20,呼吸数 15,脈拍数 50 です.
Background 背景	患者が来た理由・背景 ・診断名 ・服用薬 ・アレルギー歴 ・その他重要な関連事項	この方は糖尿病のため,1 年前からインスリンを開始されています.先月にも,低血糖を起こされています.
Assessment 評価・判断	あなたの評価 ・臨床的な問題 ・気がかりな徴候	今回も低血糖を起こされたのではないかと思います.
Recommendation 提案・要望	私は何をしてほしい (示唆・提案)	これから救急搬送を依頼します.受け入れをお願いします.

> **ここが大事!** 患者が倒れたという通報だけではなく,意識レベルが低下していることと,糖尿病によりインスリン治療を受けているという背景「B」が重要である

3 情報伝達

■ Case3 ワークシート記載例

日付等	年月日	○年△月□日
Situation 状況	私は○○，患者は×× 報告する理由・状況 ・場所 ・主なバイタルサイン	私は B 薬局の薬剤師の救災薬太郎です．貴院を受診された狭山和子さんの処方薬，ノルバデックス® の件でお電話させていただきました．
Background 背景	患者が来た理由・背景 ・診断名 ・服用薬 ・アレルギー歴 ・その他重要な関連事項	この方は健康診断で高血圧を指摘されていましたが，本日，頭痛と高血圧で貴院を救急受診されています．
Assessment 評価・判断	あなたの評価 ・臨床的な問題 ・気がかりな徴候	「ノルバデックス® 10 mg 錠 2 錠 朝夕食後 14 日分」を処方されていますが名称が類似している降圧薬の「ノルバスク®」の間違いではないかと危惧しております．
Recommendation 提案・要望	私は何をしてほしい (示唆・提案)	念のため処方内容の確認をお願いてきませんでしょうか．

> **ここが大事❗** 疑義照会は薬剤師にとっては重要な役割であるが，多忙な医師への問い合わせは簡潔に行うだけでなく，「A」で，その根拠をしっかりと伝えるとともに，「R」で何をしてほしいかを明確に伝えることが重要である

第4章

もしも
災害に遭遇したら？

CSCATTT

第4章 もしも災害に遭遇したら？

1. 災害医療の基本

井上知美，平出　敦

> **ポイント**
> - 東日本大震災での薬剤師の活躍が知られている
> - 薬剤師がいざというときのために災害医療に関する基本概念，用語を，ほかの医療従事者や消防関係者と共有できることが求められる

1. 災害の種別[1]

- **災害の法的定義**：「暴風，豪雨，豪雪，洪水，高潮，地震，津波，噴火その他の異常な自然現象または大規模な火事若しくは爆発その他その及ぼす被害の程度においてこれらに類する政令で定める原因により生ずる被害」（「災害対策基本法」第2条）
- **医療からみた定義**：「増大した医療需要に対し平時の医療レベルを維持するための医療資源（医療従事者，医薬品，資器材など）の供給が不足し，迅速な調整と非被災地からの支援が必要な状態」

　種別の方法は，さまざまであるが3つに大別されることが多い．①地震や津波，火山の噴火などの自然災害等によって引き起こされる「広域災害」，②交通災害や産業事故，火災などの人為災害で多くみられる「局地災害」，③テロや政治的背景によって引き起こされる人道的緊急事態で引き起こされることが多い「特殊災害」である．

　多様化する薬剤師業務において，こうした災害時にどのようなことが求められているかをそれぞれの薬剤師の立場で考える必要がある．広域災害では，医療資源の確保や供給に，薬剤師の役割は特に大きい．

> **ここが大事❗** 広域災害では，医療資源の確保や供給に，薬剤師の役割は大きい

2. CSCATTTとは？

　災害時は警察や自衛隊，消防や医療機関など多くの組織からさまざまな職種の人たちが協力して活動し，体系的な対応が必要となるが，効果的な活動のためには共通の考え方と言語が不可欠である．「CSCATTT」とは英国の災害時の医療にかかわる教育システムMIMMS（Major Incident Medical Management and Support）[2]で強調している管理と支援における優先順位を明示する考え方であり，国際的に通ずる基本コンセプトである．

　「CSCA」は医療管理，「TTT」は医療支援をさし，「CSCA」が確立することにより「TTT」が円滑に機能する（表1）．

> ここが大事❗ 「CSCATTT」の概念を理解して，災害医療における概念を共有できることが，災害医療に参画する第一歩である．

3. 災害時や被災地での薬剤師の役割

　これまでの災害時においても，日本薬剤師会をはじめ，多くの団体・医療機関の薬剤師により災害医療支援活動が実施された．避難所における薬剤師の役割は下記の項目があげられる．

・医薬品集積所における医薬品などの仕分け，出入り管理，品質管理，避難所・救護所等からの要望に応じた医薬品の供給
・医療救護所や仮設診療所などにおける調剤および服薬説明
・医薬品使用に関する医師や看護師などへの情報提供
・被災者からの使用薬の聞きとり，医薬品の鑑別
・医療救護所が設置されていない避難所への巡回診療同行
・避難所における一般用医薬品の保管・管理および被災者への供給
・避難所における医薬品や健康に関する被災者からの相談応対
・避難所における衛生管理および防疫対策への協力体制構築

　なお，多くの医療機関や保険薬局が被災し，散薬や水剤の調剤が不可能になった東日本大震災の教訓をもとに，キャンピングカーを改造した移動調剤車両（モバイルファーマシー）が開発されている（図）．

表1 CSCATTT

C	Command & Control	指揮・統制	「指揮」は消防，警察，医療のそれぞれ縦の命令系統．「統制」は横の連携による連絡，調整のこと
S	Safety	安全	自分の安全，現場の安全を確保したうえで，生存者，傷病者の救出救助，治療を行うという原則がある
C	Communication	情報伝達	組織内・間の情報伝達が重要．例えば被災地の病院の被害状況やライフラインの状況，来院・入院傷病者の数と重症度などの医療情報を収集し情報共有するために，広域災害救急医療情報システム（Emergency Medical Information System：EMIS）が整備されている
A	Assessment	評価	入手情報を分析，活動方針や活動戦略・戦術立案のためのさまざまな内容に関して吟味
T	Triage	トリアージ	限られた人的・物的資源を最大限に活用して最大多数の傷病者に最善の医療を提供しなければならないため，傷病の緊急度や重症度を迅速に評価して，治療や搬送の優先順位を決定
T	Treatment	治療（安定化）	災害現場から傷病者を医療機関へ安全に搬送するため，絶え間なく治療（搬送のための安定化など）が提供される
T	Transport	搬送	災害時搬送の原則は「適切な傷病者」を「適切な医療機関」へ「可能な限り迅速」に搬送すること

　なお，「救急・災害に強い薬剤師養成コース」においてもトリアージ実習などを導入している．

　また，一般社団法人 日本集団災害医学会では，平時より薬剤師が災害医療に関する基本的な知識や，災害時の薬事の基礎（医薬品流通，法的特例措置等）を習得するための「災害薬事研修コース（Phar-

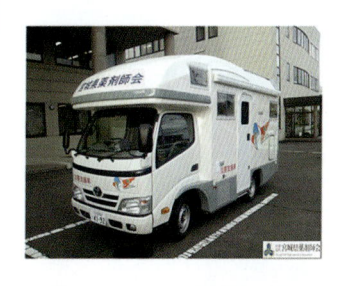

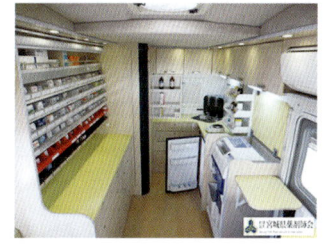

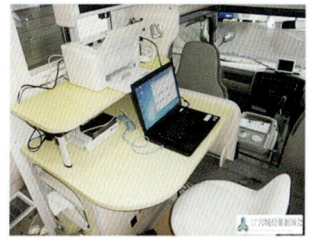

図　モバイルファーマシー
文献3より転載

macy Disaster Life Support Course：PhDLSコース）を開発し，全国各地で開催している．

> **ここが大事！** 薬剤師として災害時にできることを平時より考える機会をもつことが重要！

4. 災害派遣医療チーム（DMAT）とは？[3]

　DMAT（Disaster Medical Assistance Team）は「大規模事故災害，広域地震災害などの際に，災害現場・被災地域内で迅速に救急治療を行えるための専門的な訓練を受けた，機動性を有する災害派遣医療チーム」と定義される．日本では，災害現場や被災地において救急医療を提供し，防ぎえた災害死を減らすため，災害拠点病院を中心に多くの医療施設がDMATを保有し，災害時には迅速に出動できる体制が整備されている．急性期（発災からおおむね48～72時間まで）に活動し（表2），1隊の基本構成は医師1人，看護師2人，業務

表2 DMATの活動内容

1. 情報収集とEMIS等での情報共有
2. 本部活動
3. 病院支援（診療支援）
4. 現場活動（現場救護所，救助現場）
5. 医療搬送（地域・広域）
6. 航空搬送拠点臨時医療施設（SCU）における医療支援
7. 病院避難支援
8. 保健・公衆衛生学的活動（避難所支援など）
9. その他

EMIS：Emergency Medical Information System（広域災害救急医療情報システム）
文献3より引用

調整員1人である．業務調整員は事務職およびメディカルスタッフにより構成されており，薬剤師も業務調整員として参画している．

文献

1)「薬剤師のための救急・集中治療領域 標準テキスト」(日本病院薬剤師会，日本臨床救急医学会/監)，へるす出版，2011
2)「MIMMS 大事故災害への医療対応 第3版」(Advanced Life Support Group/著，MIMMS日本委員会/訳)，永井書店，2013
3)「改訂第2版 DMAT標準テキスト」(日本集団災害医学会/監)，へるす出版，2015

第4章 もしも災害に遭遇したら？

2. 災害に対応できる平時からの体制作り（preparedness）

髙橋直子，窪田愛恵，平出　敦

ポイント

- 自身と家族の安全を第一に考える
- 災害発生後，被災地の薬局は被災者に対する災害時医療で多くの役割が求められることを認識する
- 薬局の被災を最小限に抑えるための対策を平時から講ずる
- 保険薬局では院外処方箋調剤による来局患者や在宅医療でのかかわりを通して，特別な配慮が必要な患者を把握しておく
- 患者におくすり手帳の携帯を推奨する

■1 もし自分が薬局，または薬店の管理者だったら？もし自分が病院薬剤師の主なスタッフだったら？

　医療資源のなかでも特に重要な医薬品の専門家である薬剤師は，災害時でも，その供給や販売に，できる限り平時と同じように対応する使命がある．いざというときに，常用薬の供給やアクセスに確実に対応できることは，社会に貢献できるだけでなく，顧客である患者の個別の要望にも応え，安心安全な医療の担い手として地域の期待に応えることにつながる．

　災害時の医療需要は平時よりも増大する[1]．まずは，被害を最小にとどめることが医療活動を継続するためには重要で，そのためには平時からの的確な準備が必須である．

■2 平時から進める具体的な準備項目

①組織内の緊急連絡先の一覧表を作成する
②近隣医療機関や地域薬剤師会との災害時連絡・連携体制を確立する
③災害時の医薬品供給体制について医薬品卸との取り決めを確認する
④要支援患者を把握して整理する

⑤備蓄医薬品を選定し，リストアップする
- 一般に3日分程度の在庫確保が望ましいといわれているが，世界的合意が得られているわけではない．コスト面の問題もある（**第4章3も参照**）
- 一般用医薬品，衛生材料等は薬剤師の裁量で供給できる点で有利である

災害発生時の対応〜自らの医療機関が被災した場合〜

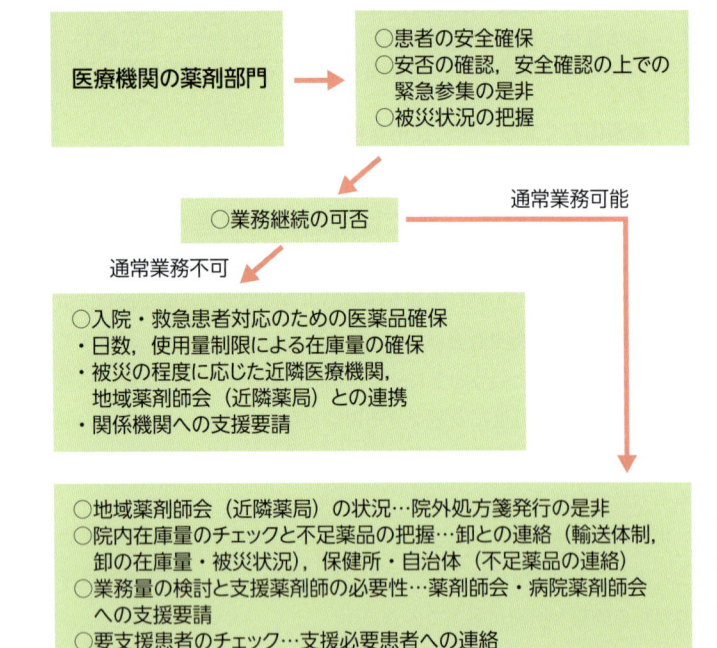

```
医療機関の薬剤部門  →  ○患者の安全確保
                      ○安否の確認，安全確認の上での
                        緊急参集の是非
                      ○被災状況の把握
                              ↓
                    ○業務継続の可否  ───── 通常業務可能 ─┐
                              ↓                           │
                        通常業務不可                        │
```

○入院・救急患者対応のための医薬品確保
- 日数，使用量制限による在庫量の確保
- 被災の程度に応じた近隣医療機関，地域薬剤師会（近隣薬局）との連携
- 関係機関への支援要請

○地域薬剤師会（近隣薬局）の状況…院外処方箋発行の是非
○院内在庫量のチェックと不足薬品の把握…卸との連絡（輸送体制，卸の在庫量・被災状況），保健所・自治体（不足薬品の連絡）
○業務量の検討と支援薬剤師の必要性…薬剤師会・病院薬剤師会への支援要請
○要支援患者のチェック…支援必要患者への連絡

○支援薬剤師・医療チームの受入準備
○被災後の業務内容検討

図1　医療機関の薬剤部門の場合
文献2より引用

災害発生時の対応〜自らの薬局が被災した場合〜

```
                        近隣医療機関
          連絡・情報共有 ↑
                        医薬品卸
              連絡   ↑
                        保健所等自治体 → 都道府県 → 厚生労働省
                        ↑
                        報告・支援要請
                        (医薬品の供給)
   薬局 ────────────→  地域薬剤師会  ←  支援要請  ←  都道府県薬剤師会 → 日本薬剤師会
                        報告・支援要請
                        (医薬品の供給、
                         薬剤師派遣)                 支援要請（薬剤師派遣）
```

○患者の避難誘導
○安否の確認・緊急参集
○被災状況の確認
○業務継続の判断

○支援薬剤師の受入準備
○薬局業務の継続と支援活動
○学校薬剤師活動

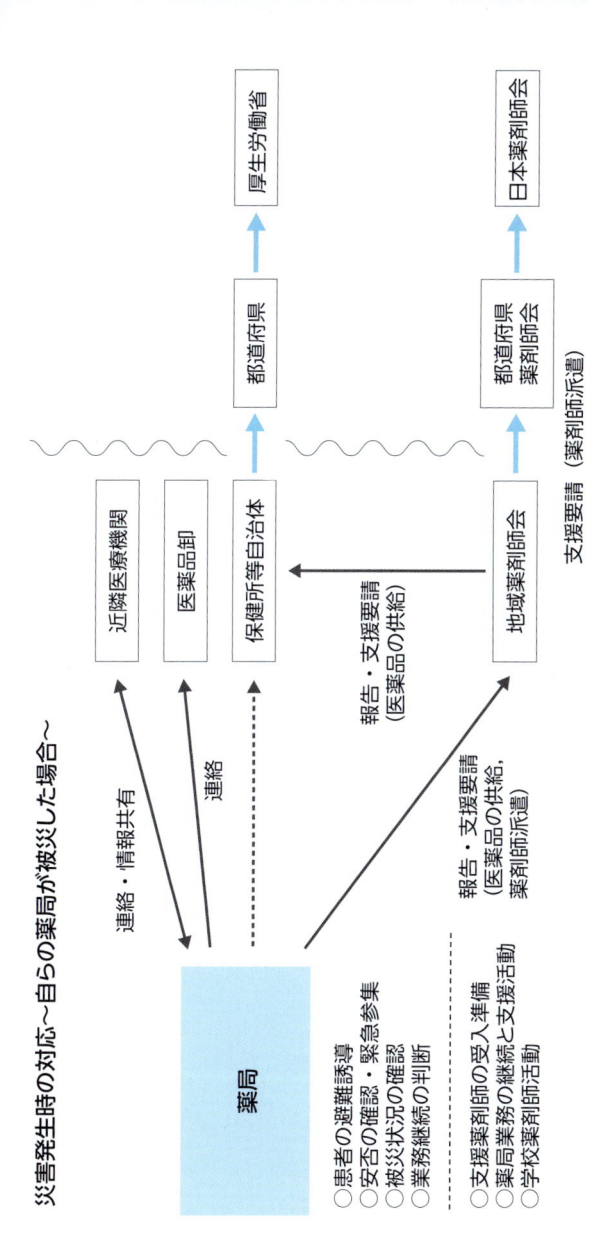

図2 薬局薬店の場合
文献2より引用

4 災害医療

・まず備蓄医薬品を把握できることが重要であり，夜間や休日などの時間帯における対応方法を明確にしておく

> **ここが大事！** リストを作成したり，マニュアルを見直したりすることは，不足や不備を自ら認識する意味でも大事である．重要性を認識している特定の人間だけがかかわるのではなく，組織全体で準備する風土を作っていくことも重要である

3 災害発生時の対応

災害発生時の対応を図1，2に示す．病院と薬局薬店では留意事項が異なるため，自分の勤務先に適した対応を知っておくこと．

文献

1)「病院のBCP～災害時の医療継続のために」（佐々木勝/著），新興医学出版社，2014
2)『薬剤師のための災害対策マニュアル　平成23年度厚生労働科学研究「薬局及び薬剤師に関する災害対策マニュアルの策定に関する研究」研究班報告書』，平成24年3月

第4章　もしも災害に遭遇したら？

3. 災害現場で役割をはたす

田口博一，平出　敦

ポイント

- 災害現場では指揮・統制から始まるCSCAを前提としてTTTが円滑に実施できるように他のメンバーと協力する
- 一般的な一次トリアージの方法としてSTART法が用いられている
- 薬剤師に求められるトリアージを理解し実践する

1. トリアージの重要性

　現場で役割をはたすためには，TTTがどのように実践されているかを理解する必要がある．特に，トリアージは，救護能力を越える数の傷病者が発生した場合に，最大多数のために最善をつくす前提となる概念であり，災害医療において役割をはたすために重要である．トリアージの起源は，ナポレオン軍の指揮官であったラレーによると伝えられており，もともとは軍事的な必要性に由来する．

　近年，大災害における混乱を教訓に，災害地での指揮・統制（CSCA）の確立の重要性が強調されるようになったが，従来から，病院の災害訓練といえば，傷病者トリアージを中心に行われてきたことも事実であり，医療従事者の共通理解や災害医療の共有化という点でも，トリアージに習熟しておくことが求められる．

> **ここが大事！** トリアージは，救護能力を越える数の傷病者が発生した場合に，最大多数のために最善をつくす前提となる概念である

2. トリアージの実際

　トリアージは，定められた方法で，1回限り行われるものではなく，傷病者の病状の変化や，現場の状況の変化に応じて進められる災害対応の動的プロセスの1つである．まずは，現場で使われることが多い

START法（Simple Triage and Rapid Treatment法）を理解することが重要である．

一貫して本書で強調しているのは「共通言語」を理解し，実践することである．災害時も例外ではなく，特にトリアージの方法である「START法」（厳密にはSTART変法）は**TTTの要(かなめ)**である．

■ START法（図1）

基本的に，バイタルサインによる簡単な評価の組み合わせである．ただし歩行できるかが最初の確認項目であることに注目すべきである．次に呼吸の有無，呼吸数，橈骨動脈触知，意識レベルの確認となる．歩行が可能な被災者は，別の場所に移動する．

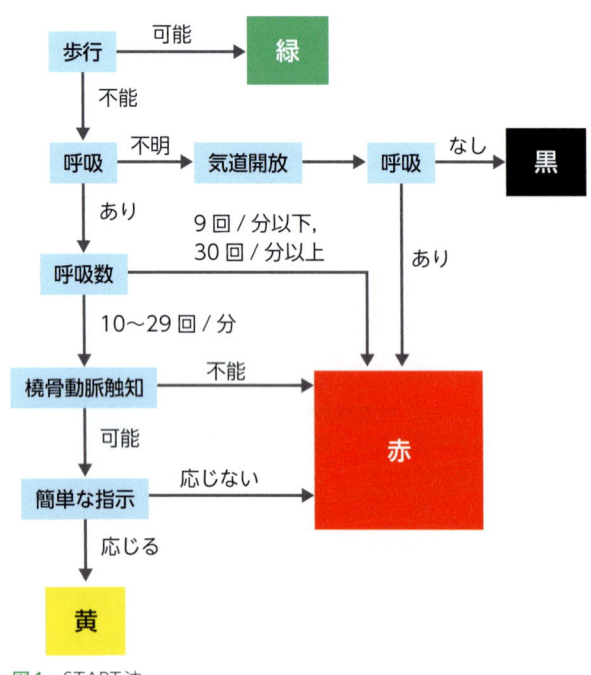

図1 START法
厳密にはSTART変法

評価したことは，トリアージ・タッグ（図2）に記載する．

第3章の情報伝達法で学んだSBARの「S：状況」にあたる自分の氏名，所属，職種などを明記することも忘れてはならない．一次トリアージでは，一人の傷病者に何分もかけることなく，**数十秒単位で，次々にトリアージを行う**．また，トリアージは，単独で行うのではなく，**2人一組で実施する**ことが原則である．トリアージされた被災者は，別の場所で，さらにトリアージを受けることになる．現場から救護所に移動された傷病者は，もう少し詳細なトリアージ法〔ＰＡＴ（Physiological and Anatomical Triage）法〕が使われる．

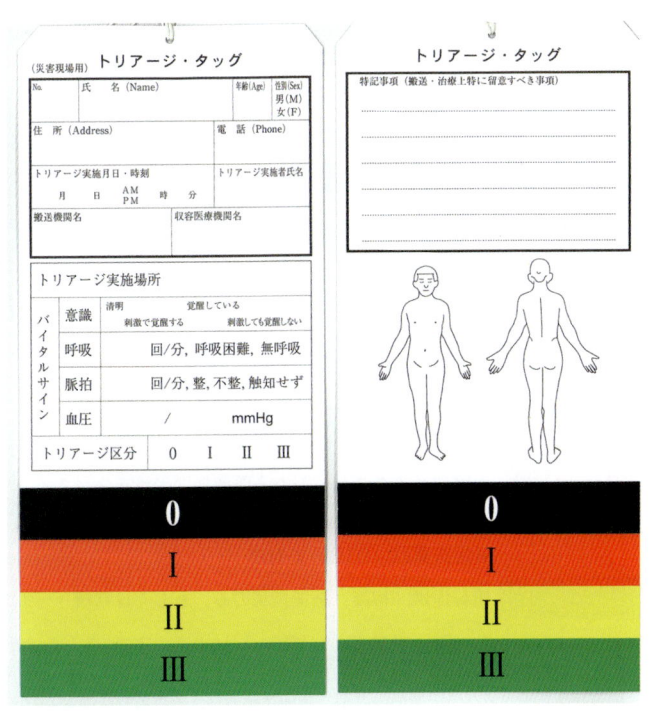

図2　トリアージ・タッグ

> **ここが大事!**
> - START法は，広く使われており，災害時のトリアージの共通言語といえる
> - START法では，まずは歩行できるか確認する．あとは基本的に，バイタルサインによる簡単な評価の組み合わせである

3. 薬剤師の専門性が求められるトリアージ

　トリアージの概念は，災害直後の被災者の治療の優先順位の決定のみに実践されるのではない．地震や洪水，大雪など，大規模な被害を受けた災害では，必ず医薬品の問題が生ずる．災害時には薬剤の供給も不十分となり，在庫や備蓄で対応することになる．緊急度や重症度から優先順位を決定して，限りのある薬剤を供給することは災害時トリアージの要諦となる．薬剤師の専門性が求められるこのような場合のトリアージは，確立されているわけではないが，1つの提案として表に示す．

4. 医薬品の供給等の役割

　平時より，薬剤師は，患者の医薬品の適正な使用ができるようにする使命とともに，医薬品の保管・管理および確保に努める役割を担っているが，災害時には特に後者の重要性が増す．過去の被災地での経験から，医薬品を確保して救護所，避難所へ供給していくためには，

表　薬剤師の専門性が求められるトリアージ

レベル1（赤）	病歴やバイタルサインから医療機関受診を指示する
レベル2（黄）	お薬手帳，薬剤情報や薬袋などから調剤＊．または一般用医薬品（OTC）で対応
レベル3（緑）	情報提供，相談，服薬指導のみ，もしくは待機

＊東日本大震災では，医師の受診や，処方箋の交付が困難な事態が生じたことから，厚生労働省は，このような大規模災害時には処方箋がなくても，薬剤師の判断で被災者への医薬品の調剤，販売を認めた．大災害時には，このような情報にもとづいて役割をはたすことが求められる

支援物資の殺到する医薬品等集積所における適切な仕分けと管理が重要であることがいわれている．さらに，他の職種とのチーム医療とともに，薬剤師会等の団体としての活動におけるチーム医療も求められる．

また，直接，現地に支援に行くだけではなく，平時の準備のなかで，自分の店舗にはどの薬剤がどの程度配置されており，どのような患者が処方を受けているかを把握しておくことは重要である．

> **ここが大事！** 調剤や服薬指導等の業務だけでなく，大規模災害では，支援物資の殺到する医薬品等集積所での仕分けなど，薬剤の確保や管理に関する役割が求められる．このような点を考慮したチーム医療の実践が重要である

5. 備蓄と供給の実際

社会的インフラが影響を受けるような大規模災害時には，医薬品は災害拠点病院へ優先的に運ばれることから，医薬品の納品が滞る．従来の経験から，被災地外から援助が入るまでには災害発生から3日は要する．そこで，緊急用の医薬品の備蓄としておよそ3日分が目安にされている．在庫管理，供給に関する連絡事項をまとめておくことは重要である．

> **ここが大事！** 平時より薬剤の管理・確保に関する連絡事項を取り決めまとめておくことが重要である

こぼれ話

トリアージの問題点

　トリアージの実施者として現在は，多くの医療職がかかわることを前提に災害医療のトレーニングが進められています．一次トリアージは特に，医師だけでなく多くの職種が参画した方が効率が良いという考え方が広く認識されています．

　しかし，一方，トリアージは重い選択を強いる行為でもあり，その点の問題も指摘されています．特に，黒のトリアージ・タッグをつけられた傷病者に対する扱いは，デリケートな問題があります．黒のタッグをつけられた被災者の家族が，報道写真を見て，後から疑念を提示したケースもあります．黒は，決して不搬送ではない，搬送順序の問題であるという考え方は忘れてはならないところです．また，トリアージは，くり返し行われるべき動的プロセスの1つという考え方もきわめて重要で，いったん黒とされた傷病者の評価もくり返す必要があります．その点，現在のトリアージ・タッグは，1回のトリアージには適していますが，何回も記載するには，不便であるという指摘もあります．こうしたことから近年，傷病者の写真も含めて，電子化した情報を記録する電子トリアージのシステムも開発されています．

（平出　敦）

こぼれ話

震災のときの薬剤師の活躍の場はどこに？
～東日本大震災からの教訓

　発災からおよそ1カ月後に宮城県気仙沼市避難所へ奈良県の災害派遣隊の薬剤師として向かいました．チームは，医師2名，薬剤師1名，看護師2名，事務2名の総勢7名でした．

　津波の被害を受けた場所は見渡すかぎり，木，家や車などの瓦礫の山と化していました．

　薬剤師がチームに参加するまでは，本来は薬剤師の業務である調剤，薬剤鑑別，代替薬の推薦，患者への説明などをすべて医師，看護師が行っていたため，多くの時間を要し多大なストレスになっていたのが，薬剤師の参加により，従来の本業に専念でき，チームの診療能力が格段に上がったとのことでした．

　このとき，災害医療に関する特別な知識や能力がなくとも薬剤師として当たり前の仕事をすることでチーム医療に貢献できるのだと強く誇りをもてたことを今でも鮮明に覚えています．

（薮内亜史彦）

第4章 もしも災害に遭遇したら？

4. 被災者の心的ケア

田口博一，平出　敦

ポイント

- 被災者と接する場合に，災害がもたらすこころへの影響に配慮する
- 被災時のストレス反応の特徴を理解して，被災者の訴えに対応する
- 救助者にも心的ストレスが生ずることを理解して現地のスタッフやチームのメンバーのストレスに配慮する

　薬剤師の専門性が求められるトリアージにおいては，薬剤師が救護所や避難所で被災者の訴えに直面することになる．体調不良や不眠の訴えに対して，被災者のこころの問題を理解しておくことは非常に重要である．

1. 災害がもたらすこころへの影響

　被災者は，喪失，悲嘆，ショックなどの心的状況のなかで混乱している．このため衣食住の供給水準の低下もあいまって体調不良をきたすとともに，不眠の訴えも引き起こされる．これにより集中力の欠如，記憶力の低下などに悩まされる．その結果，絶望感，自責感により自殺に至るケースも少なくない．過去の大災害では，時間が経過しても，災害に起因すると考えられる自殺が報告されている．

　薬剤師は，医薬品の支援を通じて，状況がやや落ち着いてから，被災者と接点をもつ機会が多いと想定されるが，このように災害がもたらすこころへの影響は，時間が経過した後でも過小評価してはならないことが指摘されている．

> **ここが大事！** 災害から時間が経過しても，自殺がみられることから，災害がもたらすこころへの影響は，時間が経過した後でも過小評価してはならない

2. 災害に伴う心的影響の特徴

　フラッシュバックとは，一種の夢見の形でくり返し災害の体験の記憶が呼び起こされることである（再体験）．**回避症状**とは，災害による悲惨な体験を避けようとする症状である．これにより抑鬱状態になることもある．避難所で眠れない，何度も覚醒する，むしろ興奮状態である，といった過覚醒の症状を呈する被災者もいる（**覚醒亢進**）．また，事実の受入れができず周囲に無関心で，感情の表出がない状態を**解離症状**と呼んでいる．これらは，被災時の急性ストレス反応（Acute Stress Reaction：ASR）の4症状と呼ばれている．このような症状が，対人関係に障害をきたす場合は，急性ストレス障害（Acute Stress Disorder：ASD）と呼ばれる．こうした特徴を理解して，被災者に対応する必要がある．

　近年，心的外傷後ストレス障害（Post Traumatic Stress Disorder：PTSD）という用語が有名になったが，ASRが災害発生から4週間以内に現れるケースを想定しているのに対して，PTSDは症状が1カ月以上継続して，仕事や社会生活に影響を及ぼす場合とされている．

> **ここが大事**　被災時のストレス反応の特徴として，フラッシュバック（再体験），回避症状，覚醒亢進，解離症状が知られている

3. 実際の対応

　災害時のこころの変化の特徴を理解して，傾聴して，本当にその被災者に必要なものを一緒に考えることが基本的な姿勢である．しかし，単に傾聴するだけでは，問題解決しないケースも存在する．特に，もともと精神的な疾病があったり，不安定な方，怒りや不安の強い方など注意を要するケースもある．災害時の心的ケアは，一般に注目されており，問題のある被災者をケアしながら精神科医や臨床心理士とチーム医療を推進できる機会を求めていくことも重要である．

> **ここが大事！** こころの変化の特徴を理解して，傾聴して，本当にその被災者に必要なものを一緒に考えることが基本的な姿勢である

4. 救助者の心的ストレス

　心的ストレスは，被災した住民や傷病者だけでなく，救助者にも生じる．これを「惨事ストレス」ともいう．救助者は，傷病者の転帰が良好であった場合でさえ，強い心的ストレスが発生することが報告されている．したがって，その結果からストレスの有無は判断できない[1]．

　不眠，食欲減退などの身体症状，悪夢，現実感の消失，集中力低下，フラッシュバックなどの精神反応，不安，悲嘆，恐怖，怒り，無力感，自責感などの情緒反応や衝動買い，過食，過度の薬物利用，アルコール・タバコの摂取増加，引きこもりなどの行動反応と多彩な状態でみられる．

　十分な休息と，気心知れた仲間や家族と過ごすなかで，時間の経過とともに軽快，消失する場合が多い[2]．

　デブリーフィング（複数の同じような経験をした者同士が互いの経験を話す場のこと．他者の話を批判，反論，指示や制限などは一切せずに素直に傾聴することが前提とされる．必要な場合は専門的サポーターも加わる場合もある）の効果は現在，議論がある．

　救助者が精神的な有害事象を危惧することで，救助実施に躊躇する可能性があり，結果的に社会復帰率を低下させてしまう危険がある[2]．

> **ここが大事！** 救助者を繋ぐこと．救助者もいわば，「助けるべき人」である．特に被災地のスタッフの声に耳を傾けておくことが必要

文献
1) 日本臨床救急医学会 バイスタンダーサポート検討特別委員会：バイスタンダーとして活動した市民の心的ストレス反応をサポートする体制構築に係る提案，2015
2) 大塚祐司：航空機内での心肺蘇生の実施により心的外傷を負った1例．宇宙航空環境医学，44（3）：71-82, 2007

こぼれ話

災害時以外における救助者の心的ケア

救助者の心的ストレスは災害の場だけではなく，急変対応やファーストエイドなどの場でも生じ得る．そのため，もしみなさんが，そのような現場に立ち会ったならば，その救助者に対して，ぜひ以下のように対応していただきたい．

①救助者に「ありがとうございます．大丈夫ですか？ つらくないですか？」と**感謝と励ましの言葉を伝える**

②救助者に「つらくなったら，○○に連絡くださいね」と**連絡先を伝える**

　※この時点の窓口は，あなた自身でもよい（見知らぬ人に連絡先を渡すのは勇気がいるが）．傾聴する気持ちさえあればよい．

③救助者から連絡があり，その結果から専門的サポートが必要と判断した場合は，**専門的対応が可能な医療機関や行政機関に連絡，相談，対応を依頼する**

(田口博一)

こぼれ話

救助者が法的責任を問われる可能性はある？

　人を助ける行為そのものは，社会を作り集団で生きる人間にとって重要な特性といえます．お互いにこのような行為は善意に基づく，尊い志による行動と考えるのが至極当然です．しかしその結果が望ましくない転帰を迎えてしまった場合は，予期せぬ紛争に巻き込まれる可能性もあります．アメリカ，カナダでは，聖書の一節に由来し命名された「善きサマリア人（びと）の法；Good Samaritan Law」という，救助行為が結果として不幸な転帰に至っても，救助者が責任を問われないように明確に救助者を擁護する法律があります．

　では，本邦はどうなっているのでしょうか？本邦では，民法第698条，刑法第37条（下記参照）がこの法律に相当するとされており，万が一，救助行為が不適切であったとしても違法性は阻却される可能性が高いと考えられています．これらと比べてみると「善きサマリア人の法」は人を助けようとする善意の行為を守ることに焦点を当てた法であり，人を救助する尊い心を尊重しようとする社会理念を示しているように思われます．また，アメリカではすべての州でAEDを使った人に対して何らかの免責を与えていますがその内容は多様です．救助者を守るための法的整備は世界的にみてもなお発展途上であり課題であるといえます．

> *民法第698条　緊急事務管理*「管理者は，本人の身体，名誉又は財産に対する急迫の危害を免れさせるために事務管理をしたときは，悪意又は重大な過失があるのでなければ，これによって生じた損害を賠償する責任を負わない」
>
> *刑法第37条　緊急避難*「自己又は他人の生命，身体，自由又は財産に対する現在の危難を避けるため，やむを得ずにした行為は，これによって生じた害が避けようとした害の程度を超えなかった場合に限り，罰しない」

（田口博一）

第5章
今日から役立つ!
ファーストエイド

First-Aid

第5章　今日から役立つ！ファーストエイド

1. 止血法，創傷処置

田口博一

目標 ★★☆

・直接圧迫止血ができるようになる
・適切に創傷洗浄ができるようになる

これだけは知っておこう

いかなる応急処置を行う場合も，以下の3点を，まずは念頭におく．

①感染予防を念頭において，
②安全に，
③合併症を防止する

　まずは，グローブ（手袋）を着用する．体液の飛沫が想定される場合は，本来はマスク，ゴーグル，ガウンも着用するのが好ましい．
　二次災害発生を予防する．道路上，階段，火事現場，人混みなどの安全を確保できない環境でないかどうかを，処置前に確認，対応する（第1章2.第一印象も参照のこと）．
　出血に伴うショック，創傷の感染症などは想定される代表的な合併症である．合併症防止に努める．

ここが大事 感染予防策を実施して安全に応急処置を行う

1 血液量，出血量とその症状

　血液量，出血量とその症状を覚えておくことで，重症度や緊急度を想定でき，合併症（特に出血性ショック）予防につながる．
　健常成人の血液全量は，体重（kg）× 80 mL（体重1 kgあたりおよそ80 mL）である．体重60 kgの場合，60 kg × 80 mL = 4,800 mLとなる．

出血量と症状を（表）にまとめる．衣服や床に30cm四方の血液を認めた場合は，およそ100 mLの出血と推定する．

> **ここが大事！** 血液量，出血量を計算し，症状を加味しながら現在，どのような状態であるかを推定することは重要である

2 創傷

定義上，創と傷は違う．「創」は「**皮膚の連続性が断たれた開放性損傷**」のことであり，「傷」は「**皮膚の連続性が保たれた非開放性損傷**」と定義される．

出血が活動性（ピューと血液がふいている）でなければ，合併症の「感染症」防止の観点から，**流水で洗い流すことを最優先する．消毒は不要**である．

刺創異物（針やナイフなど）が残存する場合は，無理に異物除去することで出血を増悪させる場合もある．そのような危険から医療機関で処置してもらうまでは，**そのままの状態で移送することが安全**である．咬傷や虫刺症も同様である．

冷却する場合は，氷やそれに準ずる冷却剤を**直接，皮膚にあててはいけない**．皮膚，組織への直接損傷（熱傷等）の原因となる．また，スプレータイプの創傷面を粉で覆う製品があるが，創傷深部まで入り，その後の処置をより困難にさせる場合もある．

> **ここが大事！** 創傷は，出血が活動性でなければ，流水で洗い流せば，十分！

表　出血量と症状

出血量		症状
10〜20%	500〜1,000 mL	症状なし
20〜30%	1,000〜1,500 mL	顔面蒼白
30%以上	1,500 mL以上	意識障害，呼吸異常

※体重60 kg，成人の場合．出血の速度にもよる．1つの目安である

3 鼻出血

　鼻出血は,「上を向いて,後頸部をトントンとたたくとよい」と考えておられる方もいると思うが根拠はない.鼻出血の多くはキーゼルバッハ部位（図）からの出血である.**この部位を圧迫することで多くの場合,止血可能**である.また,血液を嚥下すると嘔吐の原因となる.血圧上昇の有無,止血困難となる原因薬剤を服用しているかを確認し,いずれかを認める場合は,すみやかに医療機関に搬送すべきである.鼻出血を止めるために血圧のコントロールが必要な場合もある.

> **ここが大事!** 鼻出血の場合,血圧上昇と止血困難となる薬剤服用をチェックする

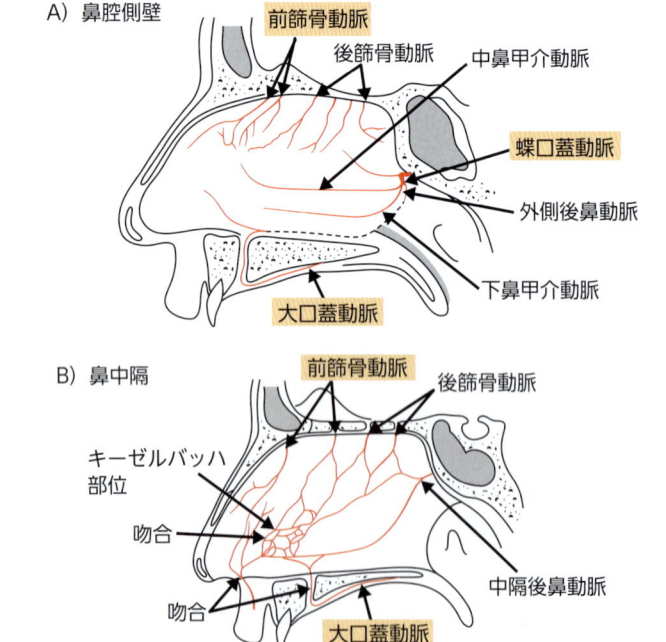

A) 鼻腔側壁

B) 鼻中隔

図　キーゼルバッハ部位
文献1より引用

| 必要なもの | **処置の手順とポイント** |

グローブ，ガーゼ（タオル），膿盆（代用品としてプラスチックトレイ，ビニール袋など），（あればマスク，ゴーグル，ガウン）

1 直接圧迫止血

出血のコントロールの**第一選択は直接圧迫**である．状況が許せば傷病者本人に直接圧迫してもらう．

❶出血している部位を同定する．鋭的あるいは，鈍的かを確認する

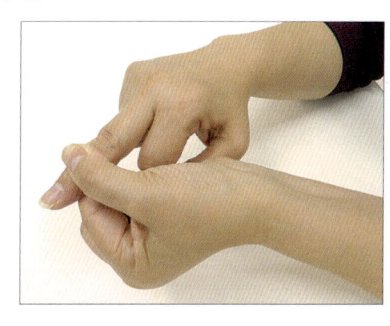

❷-1 ナイフなど鋭的なものでカットされた創であれば，血管が切れている創部をイメージする．血管という閉鎖管に孔があいた状態，あるいは切れた状態となっているため，切れた断端をそれぞれ指で圧迫すれば止血できる

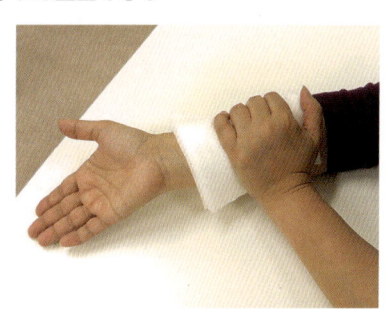

❷-2 鈍的に，何かにぶつけてできた創部の場合は，どこから出血しているか明確ではないことが多い．創からにじみ出る場合は創全体を直接圧迫する．自分の指ではなく，ガーゼ，包帯などの資器材を活用する

2 創傷処置

❶まずは出血の有無を確認する
❷活動性出血を認める場合は，止血を優先する → **1**へ

❸ 活動性出血を認めない場合は，流水で洗い流す
- ▶ このときに，洗浄部位の広さや年齢（小児，高齢者）によっては**低体温になる可能性もあり，体温にも注意する**．低体温にならないように**保温につとめる**
- ▶ もし，流水で洗い流すことができない場合（水道がないなど）は，ガーゼなどで保護して，医療機関を受診してもよい
- ▶ 異物は可能なら洗い流すが，残れば無理せず医療機関に任せる

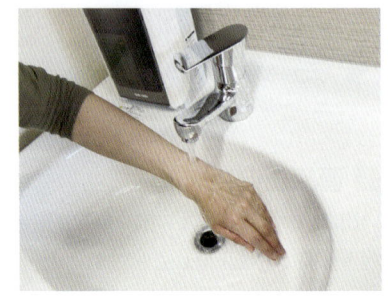

③ 鼻出血

❶ 下を向く．鼻，口から認める**血液は垂れ流しさせる**
- ▶ 血液を嚥下した場合，嘔吐する原因となる
- ▶ できるだけ垂れ流された血液を受け止める器を用意する

❷ 両側の鼻翼部を指で圧迫する

❸ 口で呼吸する

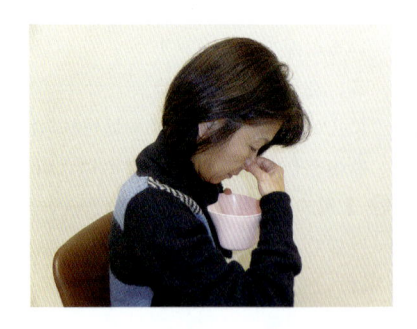

文献

1）「ENTONI No.4 鼻疾患救急処置マニュアル」（本庄 巖，他／編），全日本病院出版会，2001

こぼれ話

消毒薬はNG?

ひと昔前の病院には一様に消毒薬独特のにおいがしましたね．

強い殺菌作用ほど確実な感染症の防止になるという信仰は，長い間医療の世界でも強固でしたが，近年見直しがされています．創傷を消毒することは現在でも広く行われていますが，必ずしも有効とは限りません．消毒薬の使用は病原体を殺菌することと組織障害との兼ね合いで考慮する必要があります．

創傷が治りやすい環境を整えることをwound bed preparationといいます[1]．その際に注目すべき4点は，TIME（T：壊死・不活性組織，I：炎症・感染症，M：湿り気の不均衡，E：治癒の進まない創傷辺縁・皮下ポケット）です．特に，新鮮な創傷の場合は，TIMの3点が重要です．壊死組織や創傷の異物は感染の温床で，物理的に治癒を妨げます．乾燥した創傷は，修復にかかわる細胞の働きが鈍り，逆に浸出液で水浸しの創傷は，中に含まれる過剰なサイトカイン等で創傷治癒が遅れます．このような創傷の環境の整備の重要性が従来より強く認識されるようになりました．もちろん感染が成立した創傷では，病原体への対応が重要です．

異物除去や洗浄が不十分なときに，消毒薬を用いても創傷の治癒が進みません．創傷の管理でまず重要なことは，**十分な水による洗浄と異物除去**です．消毒薬を考慮するのは，その次の段階です．

創傷に関連するさまざまな形態の薬剤が氾濫する現在，このような創傷管理の原理や課題を理解することが薬剤師に求められています．

文献
1）「創傷治癒の臨床—治りにくいキズのマネージメント」（市岡 滋／著），pp1-54，金芳堂，2009

(吉長正紘)

5 ファーストエイド

第5章　今日から役立つ！ファーストエイド

2. 包帯法

髙橋直子，窪田愛恵

目標 ★★★

使用部位や目的にあわせて適切な包帯法を選択でき，実践できるようになる

これだけは知っておこう

　創傷や骨折などの治療を助けるために身体に装着するものを総称して包帯と呼ぶ．そのため包帯の種類はいろいろで，通常，われわれが包帯と呼んでいる巻軸帯(かんじくたい)だけでなく，三角巾や腹帯(ふくたい)などの布帛(ふはく)包帯，患部にかぶせて使用するネット状の包帯，骨折・脱臼などの固定に使用するギプス包帯，チューブやカテーテルの固定に用いる絆創膏も包帯の一種である．

　創傷の被覆のためには近年，さまざまな創傷被覆材が開発されてきている．また，固定や安定性の保持目的ではサポーターやテーピングの材料も工夫されている．しかし従来より長く使用されてきた包帯は汎用性にも優れ，一般の使用にもなじみ深いものであり，その使用に習熟しておくことは非常に有用である．

　包帯をする目的は①創傷の保護，②牽引，③固定，④支持，⑤圧迫である．

　材質も，ガーゼやもめん，綿や油紙などさまざまである[1, 2]．

　ただし，薬局で取り扱う標準的な包帯は巻軸帯と三角巾である（図）．

■ 包帯の選び方

　包帯は，個人の体格，部位や状態によって使用する種類やサイズを決定する．包帯のもとのさらし木綿は，現在でも赤ちゃんの布おむつ，妊婦の腹帯，祭で体幹を巻くなどの使用法がある．巻軸帯はもともと一巾(ひとはば)木綿（幅約 30 cm，長さ 10.6 cm）を縦に裂いたことから，

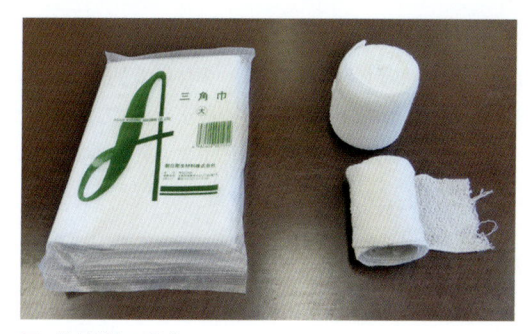

図 　巻軸帯と三角巾

並巾を1号，2等分したものを2号（2裂）といい号数が大きくなるほど，幅が狭いものとなる．しかし，市販の医療材料は使用者にわかりやすいように，S・M・L・LLサイズなどの表記をしている場合もある．SS，Sサイズは四肢末梢，Mは頭部，上腕，下腿，Lは大腿部，LLは体幹部と覚えておくとよい．また三角巾はファーストエイドとして創傷の保護に用いたり，患肢の保持に用いたりする（三角巾については**第5章-3．固定法の項**を参照のこと）．

処置の手順とポイント

必要なもの
巻軸帯，（サージカルテープ，包帯止）

1 扱い方

- 包帯の持ち方が間違っていると巻きにくくなり一様の力で縛ることが難しくなるので正しい方法を身に付ける必要がある
- 包帯の内側に親指をあて，他の指を外側にあてて握り，引っ張らずに転がすように平均した圧で巻く
- 原則として，傷病者に向かって左から右に向けて巻いていく（巻く人が右利きの場合）

2 巻き方の基本形

近年包帯の材質が向上し伸縮性の高い弾性包帯が使われるようになり、包帯の巻き方に細心の注意や特別な技法は必ずしも必要ではなくなった．しかし、その基本は依然として重要である．基本的な巻き方を示す．

1) 環行帯
- 同じ部位に包帯を重ねて、通常は軸に真横に巻く
- 例外を除き、包帯法の巻き始めと巻き終わりはこの環行帯を使用する

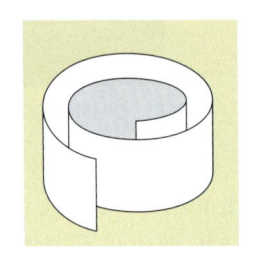

2) 螺旋帯
- 環行帯で巻き始め、一巻ごとに先に巻いた包帯の幅の1/2〜1/3を重ねながら螺旋状に巻いた後、環行帯で巻き終わる

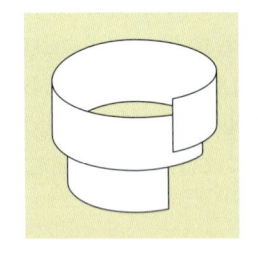

3) 8字帯（麦穂帯）
- 環行帯で巻き始め、8の字を書くように交差した部分を1/2〜1/3ずつずらしながら巻く
- 環行帯で巻き終わる

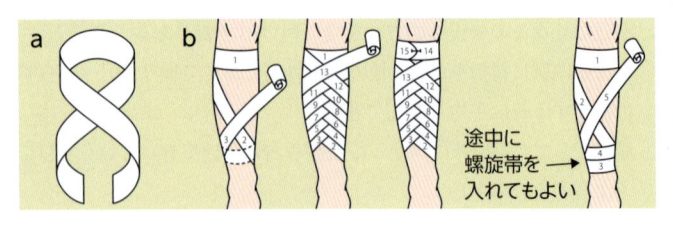

途中に螺旋帯を入れてもよい

3 包帯の巻き方の例

・末梢から中枢に向かって巻いていく

1）巻き始め：環行帯
❶ 包帯の端を出し，環のように重ねて巻く
❷ 出した部分を折り返す
❸ 同じ部分を包帯が重なるように巻いていく

2）途中：螺旋帯
❹ 環行帯で巻き始め，一巻ごとに先に巻いた包帯の幅の1/2～1/3を重ねながら螺旋状に巻く

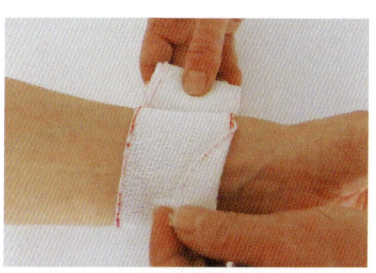

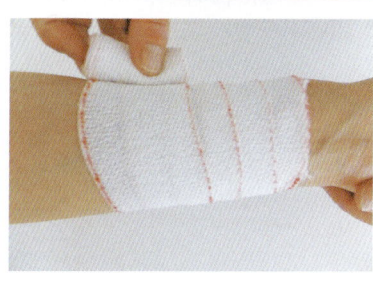

3）巻き終わり：環行帯
❺ 巻き終わったら包帯を切る

▶ 包帯は，環行帯で巻き始め，環行帯で巻き終わるとずれにくい

▶ 巻き終わりは，包帯止，テープを使用し，なければ巻き終わりの包帯を巻いた部分に差し込む，または包帯を縦に裂く，あるいは折り返して縛る

▶ 折り返して縛る方法は器材が得にくいファーストエイドの現場では有用である

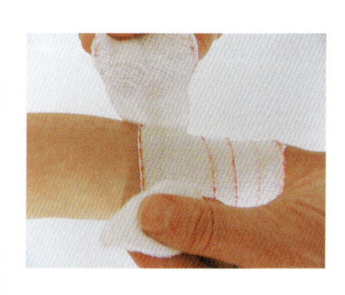

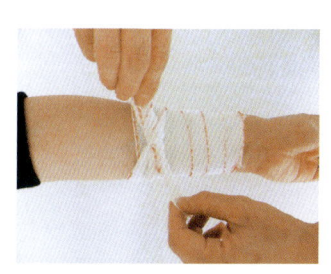

5 ファーストエイド

> **ここが大事**
> ・静脈の血流を妨げず，包帯をずれにくくするためには包帯を末梢から中枢に向かって巻くことが大事
> ・包帯を引っ張り過ぎると，強く巻いてしまい，血流が妨げられたり痛みを感じるようになるので，きつかったりゆるかったりしないか確認が必要

文献

1)「図説 包帯法 第4版」(石山俊次，石山功/著)，医学書院，1976

2) 寺島裕夫：包帯法．レジデント，3：127，2010

3)「ビジュアル基礎看護技術ガイド」(川島みどり/監)，pp173-175，照林社，2007

4)「見てできる臨床ケア図鑑 整形外科ビジュアルナーシング」(近藤泰児/監，畑田みゆき/編)，pp94-95，学研，2015

こぼれ話

タオルと包帯の違いは？

　タオルというと西洋タオル（以下，タオル）が一般的ですが，日本古来の日本手ぬぐい（以下，手ぬぐい）もあります．タオルは厚みがあって，クッション性に富み，吸水性に優れています．かたや，手ぬぐいは薄く，伸縮性がありません．これらを医学的に使用すると想定した場合，タオルは，創傷保護，骨折時の被覆，保湿，出血時の血液吸収などに利用できます．手ぬぐいは，固定や三角巾の代用ができます．包帯に置き換えてみると，タオルは巻軸包帯のなかでも弾性包帯，手ぬぐいは巻軸帯，三角巾に相当するかもしれませんね．また，切る，つなげるなどの工夫をこらすと，さまざまな用途を想定できそうです．

　災害などの緊急時には，「包帯」のような正規の医療材料より，身近なタオル，手ぬぐい，スカーフ，ハンカチの方が入手しやすいかと思います．さまざまな場所で開催されているファーストエイドコースでは包帯法や三角巾の使い方も学びますが，使い方の原理を学ぶことは，ある意味で身近なタオルや手ぬぐいの活用につながるものと考えます．定型的な使用法のもとになる原理を学ぶことはいざというときの工夫やアイデアにつながります．

（田口博一）

5 ファーストエイド

第5章 今日から役立つ！ファーストエイド

3. 骨折への対応

田口博一

> **目標** ★★☆
> - 骨折が疑われたら，「動き」，「感覚」，「血流」をつねに意識できる
> - 有効な固定を理解，実施できる
> - いろいろな代用品の使用法を工夫できる

これだけは知っておこう

　薬剤師に限らず，医師でも現場では骨折の有無についてわからない場合がある．現場で骨折があるかないかを評価し，診断することが重要ではない．骨折を疑い，固定することを想起でき，正しい固定ができることがより重要なのである．そして，骨折の有無はその固定法に関係ない．

　骨折そのものは緊急性が高くないが，神経障害や血流障害を伴う場合は緊急である．したがって，骨折が疑われたら「動き」「感覚」「血流」をチェックする．また，骨折治療の原則は整復と固定だが，医療機関外での対応としては保護して安定化し（固定），二次損傷を防ぐことが目的となる．

■ 3つのポイント，「動き」，「感覚」，「血流」を確認する

　骨折部の固定で安定をはかり，疼痛を軽減し，二次損傷を防ぐとともに，**3つのポイント**をチェックすることがより重要である．それは，**「動き」**，**「感覚」**，**「血流」**である．

　このなかの1つでも異常を認める場合は，骨折により，神経または血管損傷が生じている可能性があるため，すみやかに専門医の対応が必要となる．また，これは医療機関にとって非常に重要な情報となる．

　特に遠位（末梢側）の3ポイントを最初の確認時だけでなく，**固定**

終了後にも確認することを忘れてはいけない．また，固定したあとも適時，この3ポイントを確認し，異常発生時は，すみやかに固定の再確認と医療機関受診につなげる必要がある．

> **ここが大事！** 「動き」，「感覚」，「血流」3つのポイントをいつも意識する

2 骨折は出血を伴う

骨折は，見た目（外表からの観察）では出血していることがわからなくても**内部でかなりの量の出血を伴っている可能性がある**ことを，まずは忘れてはならない．

骨折は筋肉，血管損傷を伴うために部位によっては大出血を起こす．大腿骨骨折は1,000 mL，骨盤骨折は時に2,000 mL程度の出血が推定され，致死的となる．二次損傷に伴う出血を予防するために適切な固定は重要である．

ちなみに，肋骨は1本あたり80〜100 mL，上腕骨は300〜500 mL，下腿骨は500〜1,000 mLが推定出血量である．抗凝固療法中の傷病者では，これを超えて持続的に内出血を引き起こすリスクがある．

3 固定は2関節間をまたいで固定する

骨折時は，骨折部のみの固定では不十分である．骨折部を中心に遠位，近位（中枢側）の直近の1関節ずつを含めて固定することが安定した固定につながる．

> **ここが大事！** 骨折部を中心に遠位，近位のそれぞれ1関節を含む固定をすると安定する

処置の手順とポイント

必要なもの
副木（代用品として新聞紙，ダンボール，雑誌，ペットボトル），包帯，三角巾，ガムテープ等

❶ 手指や足趾の損傷の場合，骨折部より遠位に触れて，「動きます

か？」「触っているのがわかりますか？」と声をかけながら,「爪を押して血流確認する＝爪床圧迫テスト」(図1) を実施する
  ▶ **爪床圧迫テストとは,5秒間爪床を押し続けて,解除して再び赤みを帯びるまでの時間が2秒未満であれば正常,それ以上時間がかかる場合は循環異常があると判断する**,循環の簡易的な評価法である

❷ 骨折部の遠位,近位の1関節を含んで副木固定する.副木は,良肢位で固定するのが理想である.良肢位とは関節にとって一番負担が少ない角度をとる肢位のことであり,通常,まっすぐに伸展した状態から少し曲げた状態である.しかし,専用の副木以外は曲げることが困難である.例えば,代用品として新聞紙,ダンボール,雑誌,ペットボトル (つぶして板のように変形して用いる) などを用いる場合は直線でのみ使用可能である (図2).その場合は**基本肢**

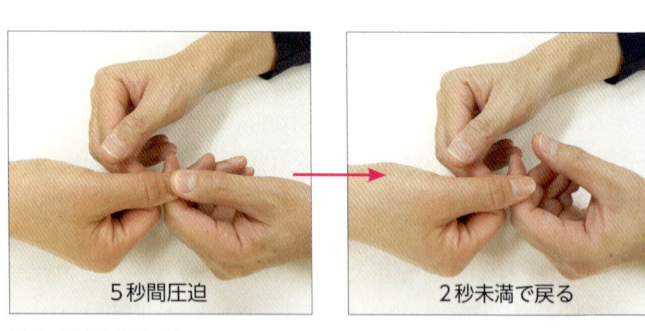

図1　爪床圧迫テスト

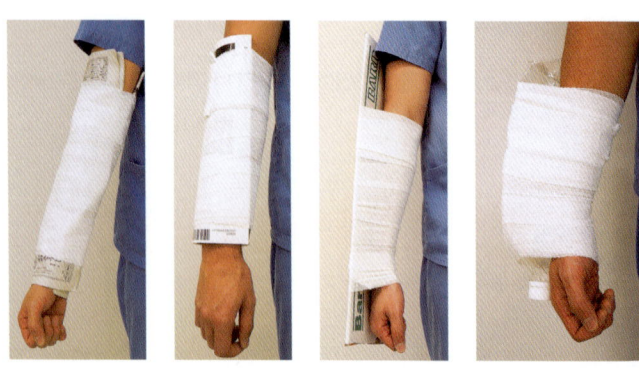

図2　身近なものを副木として用いた固定の例

位で固定する．基本肢位とは，0°，すなわち，まっすぐな状態のことである

❸打撲部を保護した雑誌やダンボールごと外側から包帯で巻くと固定ができるが，包帯が確保できない場合は，三角巾，日本てぬぐい，ガムテープなどで代用する（図3）

❹固定後は，3つのポイント（動き，感覚，血流）を確認する．固定後に1つでも異常があれば，どこかを圧迫しているのではないか，変形しているのではないか，腫脹が進行しているのではないか，など原因をチェックして，**必要があれば固定し直す**

❺問題ない場合も，適時，3つのポイントを確認する

> ここが大事❗ 常に3つのポイント，「動き」，「感覚」，「血流」をチェックする

■ 三角巾による固定

代表的固定として，手関節や前腕を骨折した場合の固定（図4），足関節の固定（図5）を覚えておくとよい．

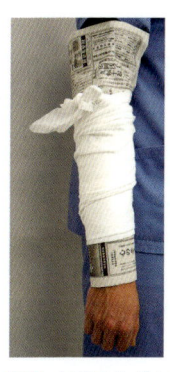

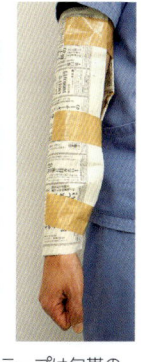

図3 三角巾やガムテープは包帯の代用品として使用できる

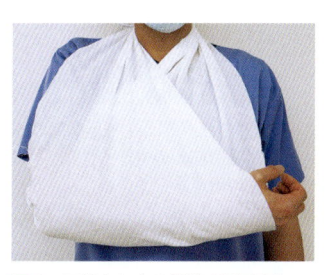

図4 三角巾による前腕の固定例

133

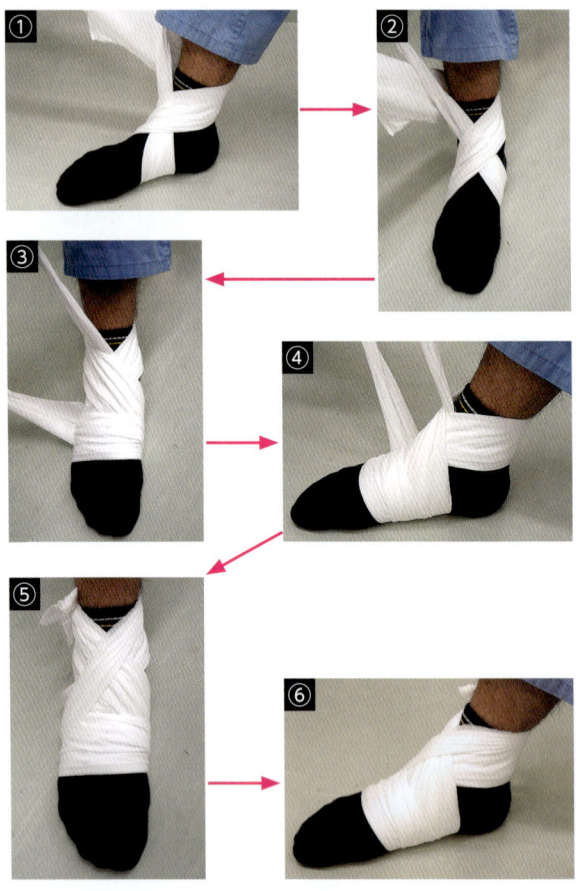

図5 三角巾による足関節の固定法
足関節部の遠位部（末梢）・近位部（中枢）にそれぞれ交差しながら三角巾を巻いていく．

ピットフォールと禁止事項
- 3つのポイントで異常があれば，神経あるいは血管損傷があるかもしれない．緊急性があると判断する
- 固定は通常，まずは基本肢位でOK

第5章 今日から役立つ！ファーストエイド

4. 捻挫・打撲への対応（RICE）

窪田愛恵，田口博一

目標 ★★☆

- まず全身状態を確認する（バイタルサインなど）
- 局所の腫脹，内出血等による重症度評価ができる
- 応急手当としてRICEが実践できる

これだけは知っておこう

1 打撲

　打撲は転倒や衝突のように，外部から強い力が加わったことによって起こる外傷のことで，皮膚には傷口がない状態をいう．損傷している主な部分は，皮下組織と筋肉で，全身のあらゆる部位に起こる可能性がある[1]．日常的な外傷であり，医療機関の受診を必要としないケースがほとんどであるが，骨折や捻挫，脱臼などの損傷が隠れている場合が少なくない．

　したがって打撲したからといって"打撲"とは限らない．

　バイタルサインに問題がある場合は，迷わず救急搬送を依頼する．それ以外に麻痺や感覚障害などの神経学的症状がある場合，腫脹や内出血がひどい場合，疼痛がひどい場合は，救急搬送の適応となる．

> **ここが大事！** バイタルサインに問題がある場合，神経学的症状がある場合，腫脹や内出血，疼痛がひどい場合は救急搬送を考慮する
> → 皮膚に傷口がないため，軽症と誤解しやすい．見た目に惑わされずに，バイタルサイン，しびれ，痛みなど総合的に判断する

2 捻挫と脱臼

　捻挫は，関節に不自然な方向への力が加わり，関節の可動域を越えたとき，例えば，転倒，着地などの際に起こることが多い．関節面にずれがない状態が捻挫で，関節面が正常域を超えてずれてしまった状

態を脱臼という[2]．通常は，関節面がずれないように"靭帯"が保護しているが，捻挫では靭帯が何らかの損傷を受け，重症の場合には断裂する．したがって捻挫の重症度は靭帯の損傷の程度による．日常的に捻挫を最も起こしやすい場所は足関節である．手指も多い．脱臼との鑑別は重要で，通常，捻挫では様子をみながら近くの診療所や整形外科医院の受診を検討することが多いが，肩，肘，膝など脱臼が疑われたら救急搬送の適応である．

> **ここが大事！** 捻挫と脱臼との鑑別が重要で，肩，肘，膝などの脱臼が疑われたら救急搬送を考慮する
> →脱臼は救急適応！動かせないは重症と考える

処置の手順とポイント

必要なもの
氷，氷嚢，ビニール袋，弾性包帯，タオルなど

1 確認事項

❶ どこを，どのようにして，いつ受傷したか（受傷機転）を確認する
- ▶ 高所からの墜落，強い外力が加わった転倒や衝突などの確認
- ▶ 今なのか，以前のことか
- ▶ エネルギー（力の大きさ：高エネルギー外傷であるかどうか）も考慮

❷ トリアージ 全身
- ▶ バイタルサインに問題があれば救急搬送を依頼する

❸ トリアージ 局所[3]
- ▶ 変形している，身動きができない，手足が自分で動かせない，激しい痛みがある，出血が続いている，力が入らない，手足にしびれがある，手足に体重をかけられない，の場合は救急搬送を依頼する

2 RICE（ライス）療法[4]

現場での対応の原則はRICEである．受傷直後の腫れや内出血の予防のために行う．骨折しているかどうかわからなくても同じ処置を行う．

Rest	受傷部安静	患部を動かさない，体重がかからないよう安静に保つ
Icing	冷却	・冷却することにより腫れや痛みが和らぐ ・乾いたタオルを患部にあてて，その上からビニール袋あるいは氷嚢に氷を入れて冷やす ・冷えすぎてかえって組織の損傷をまねいたりしないように間欠的に行い，ときどき観察を行う[4]
Compression	圧迫	・弾性包帯を用い固定，圧迫する ・強く固定しすぎないように注意をする
Elevation	患肢の挙上	患部を心臓より高い位置に上げる

3 受傷直後の患部の処置

❶ まず，患部をしっかりタオル等でカバーする

❷ 氷嚢を写真のようにビニール袋などで作成する．上肢では台の上に患部を置くなどして患部の保護，安静，冷却，圧迫，挙上を行う

▶ ビニール袋には氷だけでなく水も入れると温度，フィッティングの両面から優れている

❸ 下肢では患部の安定性に配慮して，安静，冷却，圧迫，挙上を行う．例えば写真のように氷嚢を巻き込んで包帯などで固定すると合理的である

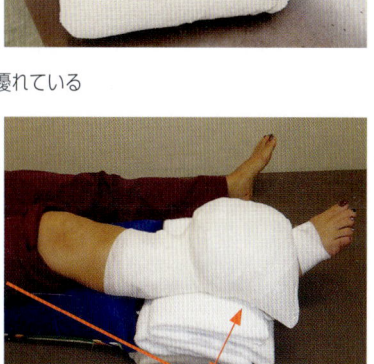

> **重要** バイタルサインに問題のある場合は，すぐに救急搬送依頼（119番通報）をする

ピットフォールと禁止事項

- 曲がったり変形している場合は慣れない者がむやみにまっすぐにしてはいけない
- 開放性の損傷がない場合でも，医療機関の受診を勧め，X線やCTなどで精査するのが原則である

文献

1) 打撲．「六訂版 家庭医学大全科」(高久史麿，他/総合監修)，p2796，法研，2010
2) 捻挫．「六訂版 家庭医学大全科」(高久史麿，他/総合監修)，p2797，法研，2010
3) 「救急受診ガイド2014年版」，消防庁，2014 http://www.fdma.go.jp/neuter/about/shingi_kento/h25/kinkyudohantei_kensyo/03/kyukyujyusinguide2014.pdf
4) 「公認アスレティックトレーナー専門科目テキスト8 救急処置」，日本体育協会，2007

第5章 今日から役立つ！ファーストエイド

5. 熱傷への対応

田口博一

目標 ★★☆

・熱傷の広さ，深さを判定できる
・熱傷に適切な冷却ができる

これだけは知っておこう

　一般的には「火傷」，「やけど」などと表現されているが，熱傷という言葉が医学的には使用される．熱傷の重症度は，広さ，深さで決まる．広く，深いほど重症度は増す．多くは局所の皮膚損傷であるが，広範囲に及ぶと命にかかわる（広範囲熱傷）．そして**年齢が高いほど，予後は不良**である．

1 広さの判定

　最も簡便な方法は，「手掌法」である．**傷病者の手のひら1枚分を体表面積のおよそ1％**とする．

2 深さの判定

　深さは3段階に分類される（図）．Ⅰ度は表皮層のみ，Ⅱ度は真皮層まで達し，水泡形成が特徴的である．Ⅲ度は皮下組織まで及ぶ．肉眼的には白く見え，痛みを感じない．広さと深さの因子を合わせもった重症度の指標として熱傷指数（Burn Index：BI）が提唱されている．

BI＝Ⅱ度熱傷面積（％）×0.5＋Ⅲ度熱傷面積（％）
※10〜15以上が重症

3 年齢

熱傷の重症度に加えて年齢は，重症熱傷の予後を決定する因子であ

表皮	Ⅰ度熱傷
真皮	Ⅱ度熱傷
皮下組織	Ⅲ度熱傷

図 熱傷深度

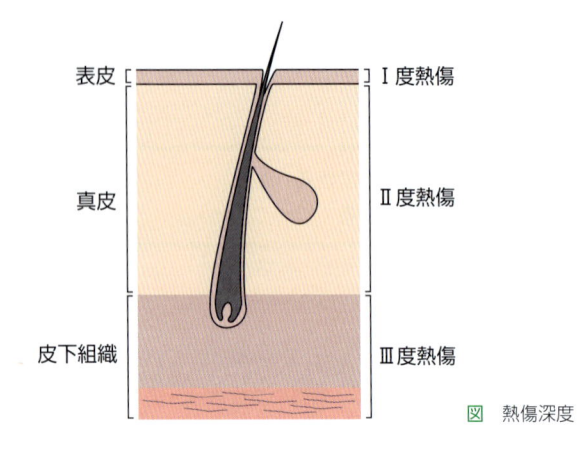

る．熱傷予後指数（Prognostic Burn Index：PBI）は予後を予測する数値である．これは，BIに年齢を加え算出するが，**100以上が予後不良と判定**される．

PBI=BI+年齢　※100以上が予後不良

ここが大事❗ 広範囲熱傷の予後は広さ，深さ，年齢で決まる

4 重症度の判定

　重症度の判定には，いろいろな基準があるが，**Ⅱ度が30％以上，Ⅲ度が10％以上は重症熱傷の目安**となる．小児ではⅡ度が10％以上で重症と考える．

　一方，医療機関を受診するべきかどうかの基準は必ずしも定まっていないが，広さが手のひらより大きい，手や陰部に水疱がある場合，水疱が破れている，顔面，耳，陰部，頸部，手，足の熱傷，関節にかかっている熱傷では受診が勧められている．

5 治癒の目安

目安として，Ⅰ度は1週間，Ⅱ度は2〜4週間，Ⅲ度は植皮術が必要とされている．

処置の手順とポイント

必要なもの
グローブ，タオル，ガーゼ

❶ 体液に暴露するためにグローブを着用する
❷ 「手掌法」で広さを，肉眼的に深さを評価する
   ▶ 水疱形成があればⅡ度，白く出血を認めない場合はⅢ度である．Ⅱ度30％以上，Ⅲ度10％以上であれば重症と判断し，救命救急センター（3次医療機関）への搬送が求められる
❸ 流水で，あるいは濡らしたタオルやガーゼなどをあてて冷却する．また，熱傷部位に直接流水をあてるのは避け，周囲から，またはガーゼ等で創傷部を覆い，その上から流水をかける

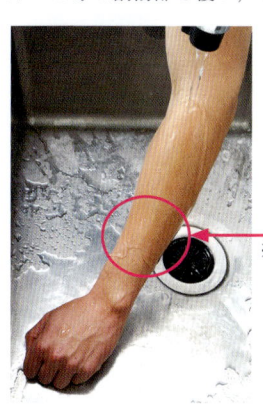

熱傷部位
※流水を直接あてることは避ける

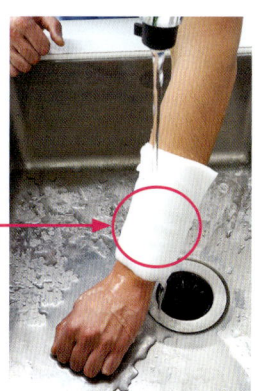

▶ 「JRC蘇生ガイドライン2015」[1]では，**可能な限りすばやく，10分以上の冷却が推奨**されている
▶ 保冷剤などで直接冷却するのはお勧めしない．痛みが増し，深部まで損傷している場合は組織損傷を進め，さらに物理的に水疱が破れる原因となりうる

5 ファーストエイド

141

- **水泡は無理に破ってはいけない**．治癒を遅延させる原因となる
- 小児，高齢者で，広範囲の場合は，**冷却することで低体温となる**．場合によっては**保温を優先**し，低体温を予防する．ただし，ガイドライン[1]では冷却を保温より優先するとされている
- **着衣のある熱傷は，無理に脱衣してはならない**．水泡を破り，あるいは現状よりも深部までの損傷を引き起こす可能性がある．可能な限り，そのままの状態で冷却し，医療機関に受診すべきである

重要 可能な限り，すばやく，10分以上の冷却をする

文献
1) 第7章 ファーストエイド.「JRC蘇生ガイドライン2015」(一般社団法人 日本蘇生協議会/監)，医学書院，2016

こぼれ話

熱傷（やけど）の民間療法，その真意は？

　毎日の生活で，受傷の危険はあちらこちらに潜んでいます．ウェブサイトでやけど・民間療法と検索すれば，たくさんの治療法を見つけることができます．例えばアロエの果肉，ジャガイモのしぼり汁，はちみつ，キュウリ，スイカ果汁と焼酎を混ぜたもの，ワセリンや馬油などです．

　特にアロエは熱傷の手当以外にも人気があり石けん，ローションや日焼け止めなどのスキンケア用品の成分に「アロエ」と記載されているものを多く見かけます．このようにアロエは一般に皮膚に良いと考えてられていることがうかがい知ることができます．しかし，医学的文献をみると，アロエの効能は十分な科学的根拠に基づいたものではなく，むしろ深部の手術創の治癒を遅延させるという報告[1]もみられます．感染予防と抗炎症作用が期待されているようですが，「流水」による冷却と比較して優れているとはいえず，むしろ感染リスクもあり，一般にはお勧めできないというのが妥当な見解です．熱傷に対してはやはり，**流水で冷却が初期対応のポイント**です．

文献

1 ）アロエベラ．厚生労働省『「統合医療」に係る情報発信等推進事業』「統合医療」情報発信サイト　http://www.ejim.ncgg.go.jp/pro/overseas/c04/02.html

（髙木祐美子）

5 ファーストエイド

第5章　今日から役立つ！ファーストエイド

6. 気道異物除去

窪田愛恵，平出　敦

目標　★★☆

- 周囲の状況や身体所見から気道の狭窄または閉塞に気づくことができる
- その程度と原因を評価でき，適切な処置ができる
- 傷病者の意識がない場合はすみやかに心肺蘇生を開始する

これだけは知っておこう

　気道狭窄や閉塞は緊急性の高い病態である．その原因は腫瘍や喀痰などさまざまであるが異物による気道閉塞ではその場の処置がきわめて重要である（表）．部位としては上気道（図1）が重要であり，特に下咽頭や喉頭の異物は気道の完全閉塞（いわゆる窒息）の原因となるので，すみやかに除去することが求められる．

> **ここが大事**
> ①状況を確認する：本人，あるいは周りの人から異物存在の可能性など，発生状況を確認する
> ②緊急度を判断する：異物が気道を閉塞している場合は，救急車を呼ぶとともに，到着を待つ間にも異物除去を試みる

表　気道異物の症状・発生部位・緊急度

症状		異物の部位	緊急度
咳嗽	努力呼吸		
軽い咳から強い咳	なし	小さな異物が気管，気管支にとどまる場合	↓
激しい咳	あり	気道（上気道および気管）を部分的に閉塞	
なし	激しい（陥没呼吸）	気道（上気道および気管）を完全に閉塞	

文献1を参考に作成

> **必要なもの**
> 特になし

処置の手順とポイント

・傷病者に反応がある場合は，本人に対して「声が出せるか」「何か喉に詰まっているか」を確認する
・可能であれば咳嗽による自己喀出(かくしゅつ)をうながす

1 意識のある場合

1) 背部叩打法(はいぶこうだほう)

・左右の肩甲骨の間を連続して強く叩く（図2）

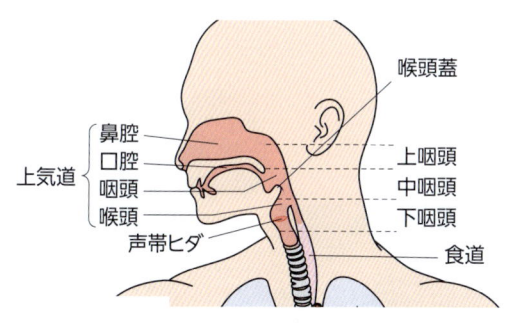

図1　気道周辺の解剖
下咽頭：のどの一番奥の食道につながる部分のこと，通常，口を開けても見えない
喉頭：下咽頭の前面に位置し，「のどぼとけ」にあたる部分のこと

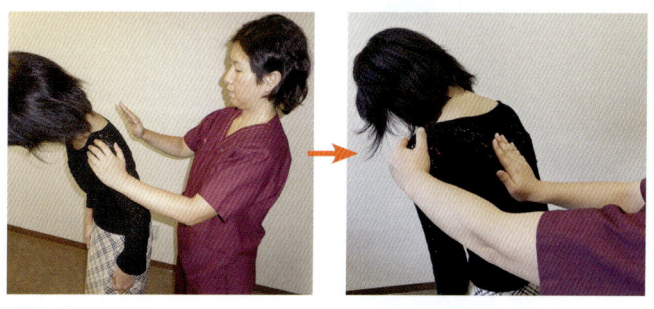

図2　背部叩打法

5 ファーストエイド

2）腹部突き上げ法〔Heimlich（ハイムリック）法〕

- **小児と妊婦には禁忌！**
- 上腹部（臍のやや上部）を圧迫することにより横隔膜を押し上げ，胸腔内圧を上げることにより，上気道の異物を除去する方法である（図3）

3）胸部突き上げ法

- 妊娠後期の人や大柄な人の場合は腹部突き上げ法ではなく胸部突き上げ法を行う

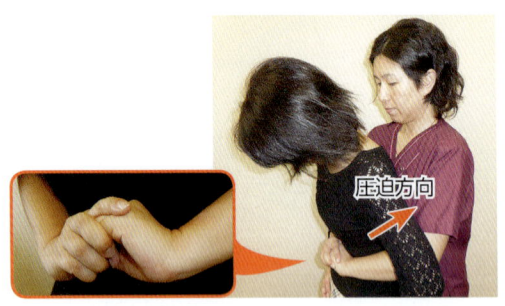

図3　腹部突き上げ法

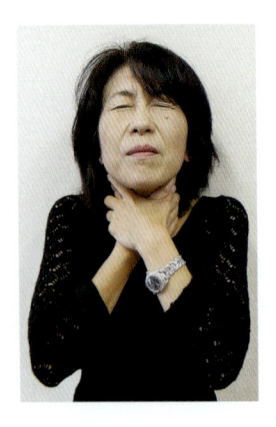

図4　窒息のチョークサイン

・CPRの胸骨圧迫位置に片手の握り拳を置き，もう一方を包み込むようにして握り，すばやく後方へ圧迫するように突き上げる

2 意識のない場合
❶ ただちに心肺蘇生法を開始する
❷ 胸骨圧迫を行いつつ，口腔内を確認し，異物が見えれば除去する（第2章-2. CPRの項，参照）

3 参考：窒息のサイン＝チョークサイン
　声が出せないため親指と人差し指で自分の首をつかむことで，窒息が起きていることをまわりに知らせる．万国共通のサインとして推奨されている（図4）．

文献
1 ）「改訂第9版 救急救命士標準テキスト」（救急救命士標準テキスト編集委員会 / 編），へるす出版，2015

こぼれ話

掃除機は本当に使える？

　本邦では，気道・食道異物による窒息事故死のうち，食物起因が年間およそ4,000人発生しており，このうち，「もち」が第1位で，全体の20%程度を占めます．ちなみに米国との比較で全窒息事故の発生頻度はおよそ2倍だそうです．これは「もち」が影響しているかもしれません．

　窒息の国際的標準対応は，意識があり，咳嗽反射がある場合は咳をうながし，それでも不十分な場合は，腹部突き上げ法，胸部突き上げ法，背部叩打法などを行い，意識がなくなった場合は胸骨圧迫を開始します．ここで，想像してみてください．飴（あめ）や肉片などは胸腔内圧を上昇させることで体外に押し出すことが有効かもしれませんが，粘着性のある「もち」は果たして，この「一般的」対応で有効なのでしょうか？　現在の救急蘇生ガイドラインは各国のエキスパートが英知を結集した科学的なエビデンスに基づくコンセンサスを基盤としています〔International Consensus Conference on Cardiopulmonary Resuscitation and Emergency Cardiovascular Care Science With Treatment Recommendations（CoSTR）〕．これがガイドラインの一般性，普遍性を担保するものとなっています．しかし地域特異的な原因によっては，「一般的」対応が通用しない場合もあります．本邦では，掃除機に連結する異物吸引用の専用ノズルが2,500円程度で販売されています．興味のある方はWebでご確認を．

　急変時の対応は，複数の方法を想定でき，実行できるかで決まります．異物除去に掃除機吸引は「国際的ガイドライン」に認められた方法ではありませんが，わが国ではオプションの1つとして考慮できます．また，この方法を医学的見地から検証し有効性が報告できれば，後に「国際的」ガイドラインに「異物には掃除機による吸引が有効である」と明記される日がくるかもしれません．

（田口博一）

第5章 今日から役立つ！ファーストエイド

7. 痛みの理解と対応

田口博一

目標 ★☆☆
- 「怖い」痛みを理解し，危険な病態を想定できる
- 痛みを数値で表現できる

これだけは知っておこう

1 見逃してはいけない痛みがある[1]

1) 突発的で持続的

何時何分から，あるいは何をしていたときに起こったと明確に表現できる場合は「**突然発症（sudden onset）**」である．この場合は，「破れた」か「詰まった」かのいずれかであることが多く，**病態的にも緊急度，重症度が高い**．

このようなケースであれば，まずは血管病変を想定する．例えば胸部であれば，胸部大動脈瘤破裂や大動脈解離，腹部であれば腹部大動脈瘤破裂などがある．

2) 増悪傾向

時間経過とともに増悪する場合は，重症の可能性がある．

3) バイタルサインの異常

上記 1），2）を認めなくても，強い痛みを訴え，バイタルサインに異常がある場合は要注意である．例えば，脈拍が 50 回/分と徐脈である場合は，意識レベルや血圧も評価し，総合的に判断する．通常は，痛みがある場合は交感神経系が刺激され，頻脈となったり血圧が上昇することが多いが，その反対に徐脈であったり血圧が低下する場合，緊急性の高い病態を想定すべきである．

> ここが大事！ 突発的かつ持続的な痛みは「急ぐ」イメージをもつこと．すみやかに医療機関へ搬送すべし！

2 見逃してはいけない痛みの特徴と病態

臓器別の見逃してはいけない痛みと，そのキーワードと診断を表にまとめた．

初期対応で確定診断をする必要はないが，危険な病態を想定できることは，重要である．

3 痛みの点数化

痛みは点数化して表現すべきである．他者へ情報提供する場合も役立つ．Numerical Rating Scale（NRS）は簡易的で使用しやすく，医師や看護師も汎用している（図）．

この方法の欠点として，小児や意識レベルの低下した傷病者では痛みの数値化が行えないことがあげられる．また，個性や環境に影響を

表　見逃してはいけない痛みのキーワードと診断

	キーワード	突然，継続	診断	バイタルサイン
頭部	これまでに経験したことがないほど，ひどい痛み	＋	くも膜下出血	血圧上昇（徐脈のケースもある）
背部	移動性	＋	大動脈解離	頻脈，血圧上昇，または徐脈，血圧低下（ショック）
腹部	全体的	±	消化管穿孔	発熱
	膨満	＋	大動脈瘤破裂	頻脈，血圧上昇，または徐脈，血圧低下（ショック）
腰部・四肢	しびれ，皮膚色変化	＋	血管閉塞	

受けやすく，がまん強いか否かや，精神状態でバイアスがかかることにも注意が必要である．

4 「何かが変」は大切にする

　医学的ではないが，**直感は大切**である．「何かわからないけど，これは早くしないといけない」という感覚を大切にする．過大評価（over estimate）は救急領域では肯定されるというのが原則である．

処置の手順とポイント

必要なもの
↳ 特になし

●痛みについて評価する
「痛い場所はどこですか？」
「痛みは何をやっていたときに起こったか覚えていますか？」
「持続的ですか？」
「一番痛いときを10とすると今の痛みは何点ぐらいですか？」
「痛みに伴う症状（随伴症状）はありますか？」（例：嘔吐，しびれ，めまいなど）

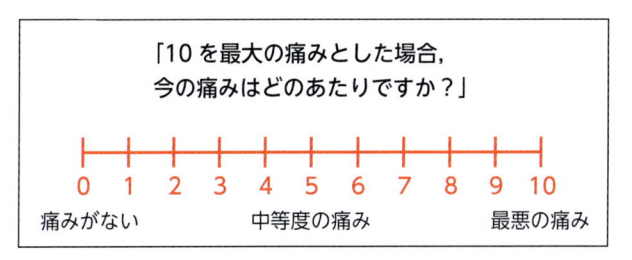

```
「10を最大の痛みとした場合，
今の痛みはどのあたりですか？」

 0  1  2  3  4  5  6  7  8  9  10
痛みがない    中等度の痛み      最悪の痛み
```

図　Numerical Rating Scale（NRS）
0：痛みなし
1〜3：軽い痛み
4〜6：中等度の痛み
7〜10：強い痛み

> **ピットフォール**と**禁止事項**
> ●第一印象で異常がある場合は,判断の根拠を明確にすることを考えながら,ためらわず救急通報や医療機関への搬送を優先する

文献

1)「帰してはいけない外来患者」(前野哲博,松村真司/編),医学書院,2012

第6章
いきなり本番を避けるために
~トレーニングコースのススメ

Training

第6章 いきなり本番を避けるために～トレーニングコースのススメ

1.「救急・災害に強い 薬剤師養成コース ステップ1」について

窪田愛恵

> **ポイント**
> ・救急へのニーズはすべての薬剤師に求められている

1. コース誕生の経緯

　救急や災害に対応できることはいかなる医療職においても避けて通ることができない基本的な要件である．したがってチーム医療が推進されるとともに先進国を中心に，救急災害における薬剤師の役割と人材開発の必要性が認識されるようになった．しかし，わが国では最近まで一部の病院勤務の薬剤師がその必要性に主として関心を寄せているというのが実情であった．

　薬剤師は全国で28万人を数える．その半数以上は薬局勤務である．われわれは日本臨床救急医学会の救急認定薬剤師委員会のメンバーを中心とする先生方の協力を得てニーズ分析を行った．当初は病院における救急部，特に救命救急センターでの薬剤師の役割に焦点があてられた．しかし薬剤師全体に広く求められている役割を考慮した場合，開発するコースの受講対象薬剤師を病院勤務や薬局勤務と限定せず，すべての薬剤師と考えることが必要だという結論になった．したがって，本コースは薬局を訪れた患者の急変時や街中で遭遇する救急現場において，すべての薬剤師が初動を起こす勇気をもっていただけるよう，構築されたものである．

　本コースの開発にあたっては平成23年（2011年）採択 文部科学省の大学改革推進事業「チーム医療のための大学病院職員の人材養成システムの確立：救急災害医療のためのチーム医療推進」の支援を受け「救急に強い薬剤師養成コース」を行ってきた．

　さらに平成26年（2014年）採択「課題解決型高度医療人材養成プ

ログラム：災害医療のメディカルディレクター養成」を契機に，災害に関するコンテンツをとり入れ，「救急・災害に強い薬剤師養成コース」としてさらに発展し続けている．

2. コースの学習目標

1 一般目標

・救急・災害に強い薬剤師になるために，救急・災害時におけるチーム医療の重要性を説明できる
・さらにチーム医療の実践のためにSBARやバイタルサインを用いた情報の共有に習熟する．また，いざというときにはCPR，AEDが実践できるようになる

2 行動目標

①患者が倒れたときの対応を列挙できる
②救急医療における初動の重要性を理解する
③円滑な初動のために情報の共有が必須であることを説明する
④情報の共有のために構造化されたブリーフィングのための手法（SBAR）を修得する
⑤情報の共有のために数値化された生命徴候（バイタルサイン）による表現に習熟する
⑥SBARを活用し，バイタルサインを評価して救急医療におけるチーム医療を実現する
⑦いざという場合に心肺蘇生（CPR）を確実に実践できAEDをすみやかに使用できる
⑧START法によるトリアージに参画できる

3. コースの特徴

　救急・災害に強い薬剤師は救命救急センターで勤務する薬剤師だけに求められているのではない．薬剤師が安全で安心な薬剤提供や服薬

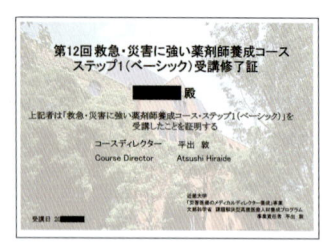

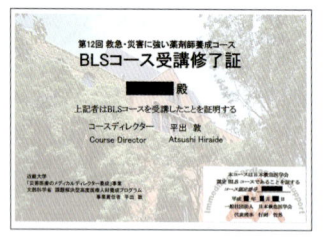

図 コース受講修了証(左)と日本救急医学会認定BLSコース受講修了証(右)

指導を主体的に行うためには,救急の素養が必須である.例えば服薬指導した患者がアナフィラキシーを起こした場合は,患者の状態をすばやく評価し,チームとして最善の対応につなげることが求められる.また災害により医療ニーズが逼迫した場合には,薬剤師として役割を果たすことが求められる.このコースでは,そのような場合に実際に何をすればよいか,何が理解できていればよいかを解き明かしていく実践的なコースである.

また,本コースは日本救急医学会に申請し,正式な学会認定BLSコースとしており,修了された受講者には,本コースの修了証とともに,日本救急医学会認定BLSコースの修了証も交付している(図).なお,このようなトレーニングコースの学会認定の手続き方法は日本救急医学会HPを参照していただきたい.

4. コースに関連する情報公開

本コースの開催情報は近畿大学医学部救急医学講座(http://www.med.kindai.ac.jp/gimec/),および災害医療のメディカルディレクター養成(http://www.med.kindai.ac.jp/medicaldirector/)のホームページに掲載しているので参考にされたい.

問い合わせ先:Tel 072-366-0221,内線3577

こぼれ話

コース参加のきっかけ

　ある冬の夜，閉店間際の薬局で突然，扉が開きました．「人が倒れているのでみてあげて」と通行人の甲高い声にうながされ，店を飛び出すと，一見ビジネスマン風の男性が仰向けに倒れていました．呼びかけに全く応答はなく，呼気から少しアルコール臭がしたので，安易に泥酔と判断し救急車を呼びました．後日，その男性が脳内出血で生命の危険があったことを知らされ，衝撃を受けました．もしあのとき，心肺停止状態だったら何ができたのか？ そう思うととても不安になり，薬剤師も医療者として迅速かつ適切な救命処置ができるよう十分な備えが必要だと痛感しました．その後，この救急・災害に強い薬剤師養成コースに出会い，学び体験することで，恐れずに救命処置に向き合える自信がついてきました．今でも継続した参加をしています．

（竹内あずさ）

第6章 いきなり本番を避けるために～トレーニングコースのススメ

2. 自分の地域でもトレーニングコースを開催したくなったら

窪田愛恵, 田口博一, 平出　敦

> **ポイント**
> ・まずは, 既存のコースに参加することからはじめよう
> ・一緒に開催できる仲間を集めて, 計画を立てよう

1. コース開催までのロードマップ (表1)

　トレーニングコースに興味をもち自分の地域でも開催したいという方は, まず「救急・災害に強い薬剤師養成コース」(以下, 本コース)を受講していただきたい. 本項では, 本コースの開催を前提としてコース開催までのロードマップを解説する.

　もし, 仲間同士で開催をしたいと考える場合は, 複数で受講をしていただくと円滑である. ご自身がコースの全体像を把握していただく. 次に受講者を集めていただく. 自身の職場で希望者が集まれば, 病院や薬局の業務拡大のプロジェクトの一環としても, 役立つ可能性がある. 職場以外に範囲を広げて地域の病院や薬局にも希望者を募っていただくとコースとしては, 望ましい形態となる (最小開催受講者人数は6人). コースに一度, 受講者として参加するだけでなく, スタッフとして参加することにより, 企画したあなた自身も, より救急・災害に強い薬剤師に近づくことができる.

1 場所の確保について

　コースの開催には場所の確保は重要である. シミュレーションを行うため, 机や椅子が移動できる部屋や空間が望ましい. グループ数が多い場合は, シミュレーショントレーニングのときにホワイトボードなどを利用して仕切るとよいかもしれない (図1～3).

表1 コース開催までのロードマップ

コース開催まで	事務手続き	備考
開催決定	「救急・災害に強い薬剤師養成コース」受講	コース企画を目指す方はまず受講を！
		一緒に企画を進める仲間を確保する
	主催者の決定	会社組織，地域組織，仲間等の主催主体を決定する
5カ月以上前	コース開催の企画・立案	開催候補日を確保する
	会場下調べ	大学や病院の研修室など，机や椅子が可動式の部屋をもつ施設が適している（会場の費用も確認）
	資器材確保	蘇生用シミュレータやAEDトレーナーの確保（レンタル費用や運送費等を確認）
	受講者募集やインストラクター等の連絡担当者の決定	
	「救急・災害に強い薬剤師養成コース」事務局（以下，事務局）との相談	ディレクター・インストラクターの確保と日程調整（事務局が手続き）
4カ月前	開催日時の決定	日本薬剤師研修センターへの認定手続き及び日本救急医学会の認定手続きを行うため期間が必要（事務局が手続き）
3カ月前	参加者募集のためのポスター・案内状作成	
2カ月前	受講決定通知	受講者の予定確保のため
1カ月前	インストラクターの役割分担決定	メーリングリスト等を利用し，インストラクターの役割分担を通知する．シナリオやタイムスケジュール等の資料を事前に配布し，準備をしていただく
1週間前	資料，資器材準備	受講生への配布資料や物品の準備を行う
前日（前日より使用できない場合は当日の朝）	会場の設営	
当日	コース開催	

6 トレーニングコース

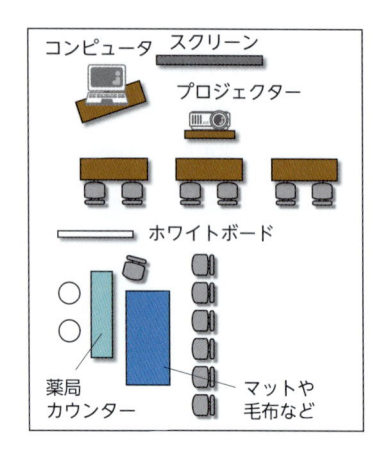

図1 会場レイアウトの例（1グループの場合）

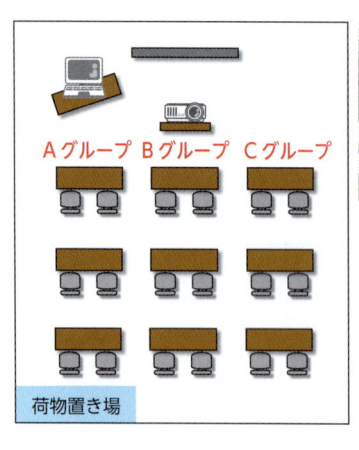

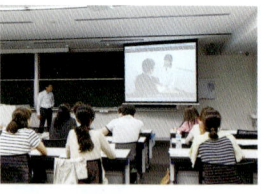

図2 講義およびバイタルサイントレーニング時の配置の例（3グループの場合）

2 資器材の確保について

　バイタルサインやBLS（Basic Life Support：一次救命処置）トレーニングのための資器材は保有しているのか，レンタルするかによって予算も異なるため早めに確認していくことが重要である．最近ではAEDトレーナーとCPR練習用人形がセットになったレンタル商品（1万円以内）もあるため，参考にしていただきたい．

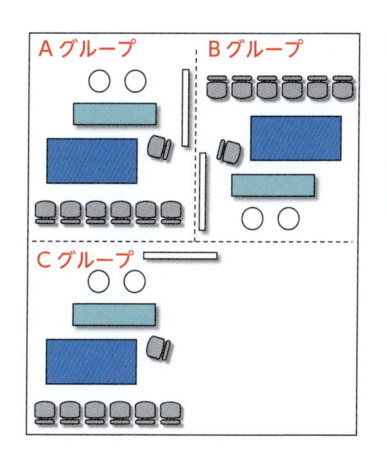

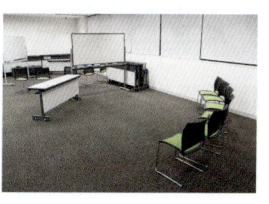

図3 シミュレーショントレーニング時の配置の例（3グループの場合）

2. 開催要件

1 ディレクター・インストラクター要件 〜BLS指導について

- **ディレクター**：本コースは日本救急医学会認定BLSコースのため，日本救急医学会認定ICLSディレクターの指導のもとで行う（ディレクターは医師に限定されている）
- **インストラクター**：ディレクターと同様，日本救急医学会認定ICLSインストラクター，あるいはICLS受講経験者のサポートでBLS指導を行う．

2 認定について

- 日本薬剤師研修センターの認定研修：日本薬剤師研修センターとの共催研修とする（実習2単位）
- 日本薬剤師研修センター「センターと他機関が共催する研修」ウェブサイトに開催要項が掲載される
- 日本救急医学会の認定BLSコースとして申請する

3. 必要な人員と集め方

1 受講生

- 1グループは受講生6名までとする（図4）．本コースは救急医学会のBLS認定コースを含むため，これに準じて，認定インストラクター1名につき受講生6名までとし質の担保をはかる
- 開催場所やインストラクターの状況で募集する受講生数を決定する
- 受講費はインストラクターの交通費，お弁当やお茶代などの収支を考えてコースごとに決定するとよい

2 ディレクター・インストラクター

　シミュレーショントレーニングの際に，1グループに少なくとも3名（ファシリテーター，患者，受付等）のスタッフが必要である．もし自分たちでディレクターやインストラクターを集めることが難しければ，本コース事務局に連絡をいただきディレクター，インストラクターの協力を要請していただくとよいかもしれない．

4. 準備物品

表2参照．

5. コース当日のスタッフ役割と業務一覧

表3参照．

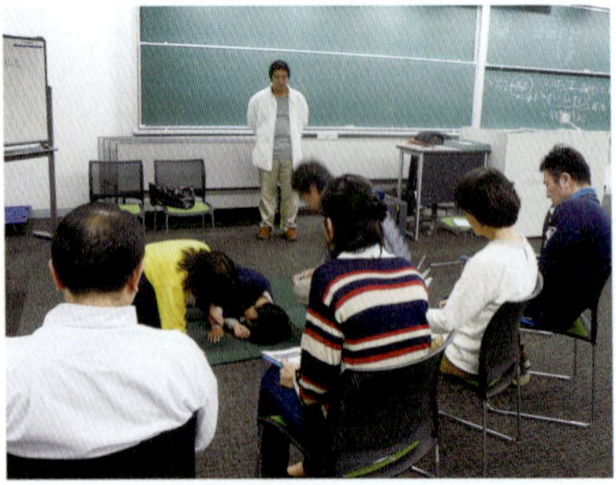

図4　実際のシミュレーショントレーニングの様子
中央の2名が薬剤師役の受講生，倒れているのが模擬患者，椅子に掛けている4名はロールプレイを見守る残りの受講生

表2　準備物品

タイミング	物品名	数量	備考
準備期間中	シナリオ，タイムスケジュール，プレゼンテーションデータ（担当者のみ）	インストラクター人数分	メーリングリスト等で配布
前日あるいは当日朝	案内表示		会場までの案内表示
受付	名札		
	受講生用ファイル		p.166参照
コース中	机・いす		
バイタルサイントレーニング	意識レベル　トレーニングカード	受講生2名で1個	p.170参照
	パルスオキシメータ	受講生2名で1個	「救急・災害に強い薬剤師養成コース」事務局から貸し出すことも可能（要相談）
	血圧計	受講生2名で1個	
	聴診器	受講生2名で1個	
	トリアージ　トレーニングカード	受講生2名で1個	p.170参照
シミュレーショントレーニング	ホワイトボード	グループ数	
	マットあるいは毛布	グループ数	
	AEDトレーナー	グループ数	有料レンタル商品有
	CPR用シミュレータ	グループ数	有料レンタル商品有
	処方箋・お薬手帳	グループ数	
	お薬・紙コップ	グループ数	シナリオの内容による
	情報検索用にパソコン，iPad，スマートフォン等	グループ数	シナリオの内容による
開催直後より	お茶（ポット），お菓子	適宜	
お昼	お弁当		必要に応じ
開催直後より	ビニール袋		ごみ袋
終了時	修了証・実績証明書		氏名確認．呼び名も確認すると修了式で便利

表3 コース当日のスタッフ役割と業務一覧

役割	業務内容	配置人数	備考
写真係	記録用写真撮影	1名	準備物品から撮影しておくと次回から便利である．成果を記録しておくと広報にも役立つ．開催時のオリエンテーション等で撮影許可を全員からとっておくこと
PC係	プレゼンテーション用ファイルの動作確認	1名	パワーポイントや動画の動作確認が必要
TK（タイムキーパー）係	進行状況を確認	1名	実践主体のコースのため時間管理が重要．細かい時間まで管理する必要はないが，後半のシミュレーション学習に時間を確保するよう配慮する．シナリオごとの振り返りに時間がとれると学習の質が上がる
音響・照明係	講義の際の音響・照明の確認	1名	動画，音声が含まれるので，確認する．電源やケーブルがコース進行のネックになることもある
受付・案内係	参加者へファイルや名札を配布．事前に案内表示を貼る	2〜3名	
資料係	シミュレーション時の振り返りシートの配布	2〜3名（グループで1名）	配布のタイミングを事前に確認
経理係	インストラクターへの交通費．受講者からの受講料．お弁当，お茶，お菓子代．シミュレータ代金等	1名	インストラクターへは開始前にお渡しすると円滑．受講生からは事前振込にしてもらうと当日混乱が少ない
会場設営係	会場のセッティング	ほぼ全員	全員で協力して短時間で行うと円滑
事務局係		1名	
全体管理係	3カ月前	1名	
コーヒー係	飲み物，スナック，お弁当の買い出しや予約	1名	

第6章　いきなり本番を避けるために〜トレーニングコースのススメ

3. コース開催等に役立つ資料集

窪田愛恵，田口博一

本項では「救急・災害に強い薬剤師養成コース」で実際に使用している資料を紹介します．本書購入者特典として，すべての資料をダウンロードしてご利用いただけます（本書特典ページへのアクセス方法は以下をご参照ください）．

■ Contents

資料1　ポケットカード（p.166）
資料2　講義用スライド（p.168）
資料3　コース開催時資料（p.169）

特典ページへのアクセス方法

1 羊土社ホームページ にアクセス（下記URL入力または「羊土社」で検索）

http://www.yodosha.co.jp/

2 [書籍・雑誌購入特典 利用・登録] ページに移動
羊土社ホームページのトップページに入り口がございます

3 書籍・雑誌購入特典等の利用・登録 欄に下記コードをご入力ください

コード： **kbc** - **uuoj** - **kmog** ※すべて半角アルファベット小文字

4 本書特典ページへのリンクが表示されます
※ 羊土社会員にご登録いただきますと，2回目以降のご利用の際はコード入力は不要です
※ 羊土社会員の詳細につきましては，羊土社HPをご覧ください

資料1　ポケットカード

　実技指導時に大いに役立つポケットカードを集めました．コースが修了した後も，内容の振り返りや，いざというときの手引きとして役立ちます．こちらに掲載したものに加えて，p.106のSTART法のフローチャートもダウンロードできます．

1 JCS判定カード

開眼している ⇒ JCS Ⅰ群

意識清明	→	JCS 0
今いる場所と今日の日付がわかる	→	JCS 1
自分の名前と生年月日がわかる	→	JCS 2
名前と生年月日がわからない	→	JCS 3

刺激で開眼 ⇒ JCS Ⅱ群

普通の呼びかけで開眼	→	JCS 10
大声で呼びかけて開眼	→	JCS 20
痛み刺激で開眼	→	JCS 30

開眼しない ⇒ JCS Ⅲ群

痛み刺激に払いのけ動作	→	JCS 100
痛み刺激に反応	→	JCS 200
痛み刺激に反応しない	→	JCS 300

2 SBAR（エスバー）カード

S:Situation（状況）　傷病者の状態について・報告者について

1. 報告者の氏名・所属
2. 傷病者氏名・年齢・性別　※わかる範囲で報告
3. 発生時（発見時）状況

> 例「私は□□町○○薬局××です．傷病者は30代なかばの女性です．薬局に来られて間もなく呼吸苦を訴えて倒れました」

B:Background（背景）　傷病者に関する重要な関連事項

AMPLE（アンプル）　※わかる範囲で報告

A：Allergies（アレルギー）
M：Medications（薬）
P：Past medical history（既往）
L：Last oral intake（最終の食事）
E：Events leading up to the illness（発症前の出来事，記憶の有無）

> 例「アレルギーとしてそば，副作用の出た薬として△△があります．昼食は外でうどんを食べたそうです」
> 例「副作用歴，アレルギー歴はお薬手帳に未記載です」

A:Assessment（評価・判断）　問題点は何か？

1. 臨床的な問題　※わかる範囲で報告
2. 気がかりな徴候　※わかる範囲で報告

> 例「意識はJCS I群，血圧低下と徐脈を認めます」

R:Recommendation（提案・要望）　何をしてほしいか？

1. 依頼内容
2. 緊急度

> 例「急いで医師と看護師を向かわせてください」

6　トレーニングコース

資料2　講義用スライド

SBARとバイタルサインの講義用スライドです．自己学習や院内勉強会用資料としてご活用ください．

1 SBAR講義用スライド（全10スライド）

SBAR

SBARとは、すみやかな情報伝達と行動が求められる場合に重要な情報を構造化して、伝える方法である。

軍隊、航空関係、医療等で広く用いられており、その効果が広く認識されている。

Leonard M, et al : The human factor: the critical importance of effective teamwork and communication in providing safe care. Qual Saf Health Care, 13 Suppl 1 : i85-90, 2004

SBAR

救急に強い薬剤師の味方となる

↑ 覚えやすい　使いやすい
↑ 医療安全の推進につながる

Situation
（病室で急変患者が出た場合の例：ナースコールを押して報告）

● 報告者の同定（identify）
「私は、薬剤部の薬剤師です」

● 患者の同定
「101号室の○○さんの様子がおかしいです」

Background

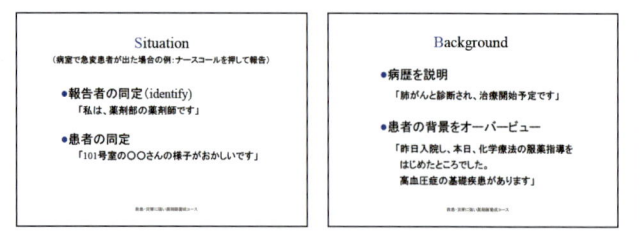

● 病歴を説明
「肺がんと診断され、治療開始予定です」

● 患者の背景をオーバービュー
「昨日入院し、本日、化学療法の服薬指導をはじめたところでした。
高血圧症の基礎疾患があります」

2 バイタルサイン講義用スライド（全22スライド）

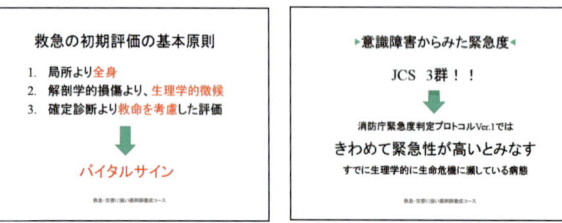

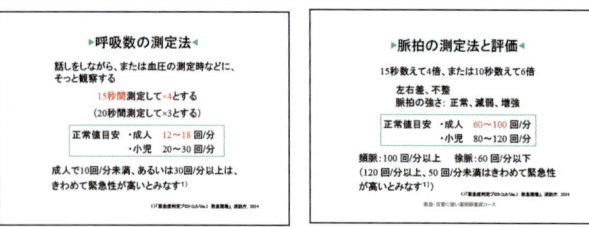

救急の初期評価の基本原則

1. 局所より全身
2. 解剖学的損傷より、生理学的徴候
3. 確定診断より救命を考慮した評価

↓

バイタルサイン

▶**意識障害からみた緊急度**◀

JCS 3群！！

消防庁緊急度判定プロトコルVer.1では

きわめて緊急性が高いとみなす

すでに生理学的に生命危機に瀕している病態

▶**呼吸数の測定法**◀

話をしながら、または血圧の測定時などに、そっと観察する

15秒間測定して×4とする
（20秒間測定して×3とする）

正常値目安	・成人	12〜18 回/分
	・小児	20〜30 回/分

成人で10回/分未満、あるいは30回/分以上は、
きわめて緊急性が高いとみなす[1]

▶**脈拍の測定法と評価**◀

15秒数えて4倍、または10秒数えて6倍
左右差、不整
脈拍の強さ：正常、減弱、増強

正常値目安	・成人	60〜100 回/分
	・小児	80〜120 回/分

頻脈：100回/分以上　　徐脈：60回/分以下
（120回/分以上、50回/分未満はきわめて緊急性が高いとみなす[1]）

資料3　コース開催時資料

トレーニングコースを開催したい方にとって役立つ資料を集めました.

1 トレーニング用シナリオ例

リアルな状況を設定しトレーニングを行います. 少なくとも全員が1回以上行えるようにシナリオを準備します. このなかでCPRも繰り返し行います.

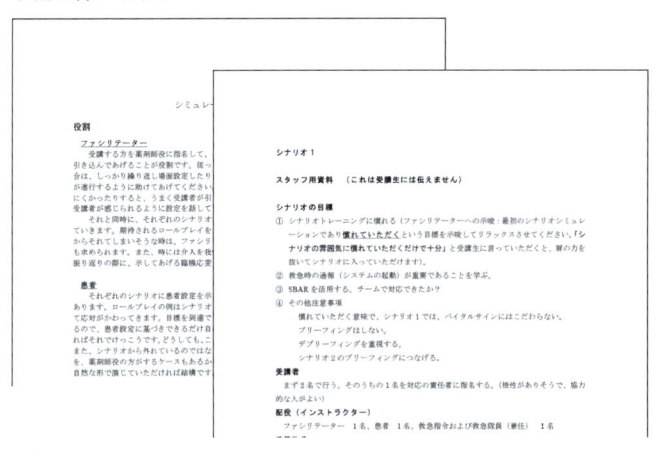

2 参加者用アンケート（プレ&ポスト）

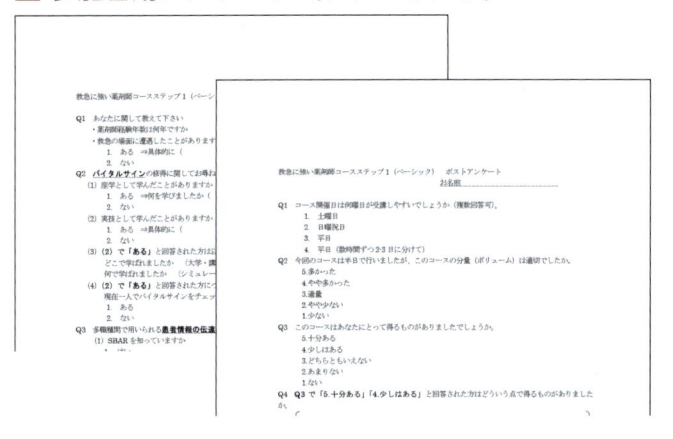

3 トレーニング時間割例

開始	終了	時間	内容
12:00			受講生受付開始
13:00	13:10	10分	オリエンテーション・自己紹介
13:10	13:35	25分	情報伝達トレーニング(SBARを活用する)
13:35	15:15	100分	・バイタルサインとは(情報を共有化,バイタルサインをとるコツ) ・バイタルサイントレーニング ・トリアージ(START法)
15:00	15:15	15分	休憩
15:30	17:30	120分	シナリオ・BLSトレーニング(実践で活用する!いざとなれば蘇生もできる!)
17:30	18:00	30分	アンケート,振り返り,修了式

4 その他

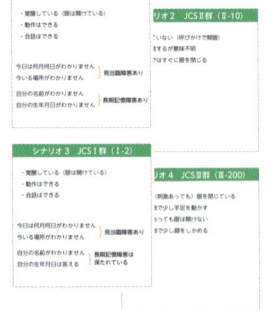

実技カード

バイタルサインの実技トレーニングで意識レベルの評価を行う目的で実技カードを使用しています.また,同様にトリアージトレーニングでも実技カードを使用しています.

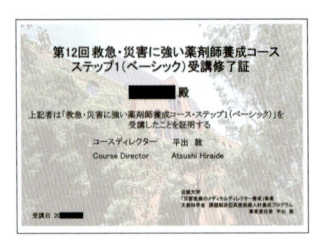

コース修了証

定型はありません.BLSコースの修了証は日本救急医学会の認定コースとする場合は,学会の定めた条件を満たし,学会へのウェブ上での申請,許可が必要となり,修了証に定型のシール貼付が義務づけられています.

5 SBAR Worksheet

SBAR Worksheet

救急・災害に強い薬剤師養成コース

氏名：＿＿＿＿＿＿＿＿＿

日付等	○月○日	
Situation 状況	私は○○，患者は×× 報告する理由・状況 ・場所 ・主なバイタルサイン	
Background 背景	患者が来た理由・背景 ・診断名 ・服用薬 ・アレルギー歴 ・その他重要な関連事項	
Assessment 評価・判断	あなたの評価 ・臨床的な問題 ・気がかりな徴候	
Recommendation 提案・要望	私は何をしてほしい （示唆・提案）	

6 トレーニングコース

171

謝　辞

　「救急・災害に強い薬剤師養成コース」は文部科学省プロジェクトの一環として構築しました．本コースが実際に開催できるようになるまでには，多くの方々にご協力をいただきました．特にプログラムの構築にあたっては，ニーズ分析の段階から日本臨床救急医学会の救急認定薬剤師認定委員会の先生方に快くご支援と貴重なご示唆をいただきました．また，大阪ライフサポート協会からも貴重なアドバイスをいただき感謝しています．コースのトライアルにおいては，受講生役として近畿大学薬学部の学生たちから，あるいは日本臨床救急医学会救急認定薬剤師認定委員会の先生方の施設から協力者を出していただきました．コース開催が軌道に乗ってからも，受講生募集にご尽力いただいたり，イントラクターとしてお手伝いいただいたり，あるいはスタッフとして多くの皆様にさまざまなご支援をいただきました．このテキストは，そのような，多くのご支援の結晶ともいえるものだといえます．

　中林様をはじめとする羊土社の皆様に，また，関係各位の皆様に心からお礼申し上げます．

2016年2月

平出　敦

索 引

欧 文

A〜G

ABCDアプローチ —— 28
AED —— 56, 60, 68
AIUEOTIPS —— 54
ASD（Acute Stress Disorder）—— 113
ASR（Acute Stress Reaction）—— 113
Asystole —— 57
Basic Life Support —— 160
BI —— 139
BLSアルゴリズム —— 64
Burn Index —— 139
CoSTR —— 148
CPR —— 56, 60, 69
CSCATTT —— 97
DMAT —— 99
Good Samaritan Law —— 116

I〜R

ICLS —— 161
Japan Coma Scale —— 49
JCS —— 49
Korotkoff音 —— 35
MIMMS —— 97
NRS（Numerical Rating Scale）—— 150
over estimate —— 18, 151
over triage —— 18
overdose —— 47
PBI（Prognostic Burn Index）—— 140
PEA（Pulseless Electrical Activity）—— 57
PTSD —— 113
Pulseless VT —— 57
recovery position —— 75
RICE —— 136

S〜W

SBAR —— 82, 88, 167, 171
START法 —— 106
TTT —— 105
VF（Ventricular Fibrillation）—— 56
VT（Ventricular Tachycardia）—— 56
wound bed preparation —— 123

和 文

あ行

アイウエオチップス —— 54
アナフィラキシーショック —— 36
意識レベル —— 49
一次救命処置 —— 64, 160
インストラクター —— 161
オーバートリアージ —— 18
お薬手帳 —— 87
オンライン・コメンタリー —— 86

か行

回避症状 —— 113
回復体位 —— 75
解離症状 —— 113
覚醒亢進 —— 113
過大評価 —— 18, 151
過量服薬 —— 47
環行帯 —— 126
感染防護具 —— 63
キーゼルバッハ部位 —— 120
気道の評価 —— 43
基本肢位 —— 133
救急・災害に強い薬剤師養成コース —— 154
急性ストレス障害 —— 113
急性ストレス反応 —— 113
急変時対応 —— 19
胸骨圧迫 —— 60
共通言語 —— 14, 80
胸部突き上げ法 —— 146

173

頸動脈	37
経皮的動脈血酸素飽和度	26
血圧	26, 32
血圧計	33
血圧測定	32
呼吸数	26, 43
呼吸リズム異常	43
コロトコフ（Korotkoff）音	35

さ行

災害	101
災害医療	96
災害派遣医療チーム	99
災害発生時の対応	104
惨事ストレス	114
死戦期呼吸	44
実技カード	170
市民用BLS	64
ジャパン・コーマ・スケール	49
重症熱傷	140
手掌法	139
傷	119
小児用キー	69
小児用パッド	69
情報伝達	80, 83, 88
触診法	32, 34
除細動の適応	58
処方箋	87
徐脈	38
人工呼吸	62, 67
心室細動	56
心室頻拍	56
心静止	57
心的外傷後ストレス障害	113
心的ストレス	114
成人用パッド	69
創	119
爪床圧迫テスト	132

た行

第一印象	28
体温	26
脱臼	135
打撲	135
聴診法	32, 34
チョークサイン	147
直接圧迫止血	120
ディレクター	161
テクニカルスキル	82
デブリーフィング	114
橈骨動脈	37
トリアージ	105
トリアージ・タッグ	107
トレーニング時間割例	170

な・は行

熱傷指数	139
熱傷予後指数	140
捻挫	135
ノンテクニカルスキル	82
バイスタンダーCPR	60
バイタルサイン	26
背部叩打法	145
ハイムリック法	146
麦穂帯	126
パルスオキシメータ	44, 48
頻脈	38
腹部突き上げ法	146
フラッシュバック	113
包帯の巻き方	127

ま・や・ら行

脈拍数	26
無脈性VT	57
無脈性心室頻拍	57
無脈性電気活動	57
薬物中毒	54
善きサマリア人の法	116
螺旋帯	126
良肢位	132

編者プロフィール

平出 敦（ひらいで あつし）

近畿大学医学部救急学教室 教授

重症救急治療，総合診療，医学教育，ER診療の順番にキャリアを重ねてきました．大学では医療連携の教育も担当しています．医療サービスを受ける側からも提供する側からも，ニーズに合致したシステムの構築が夢です．

田口博一（たぐち ひろかづ）

生駒市立病院救急科

地域による地域のための救急医療を確立することは救急の最大の醍醐味と考え，6つの救命救急センターで勤務した経験をいかし，現在は奈良県生駒市で地域救急医療に従事する．「すそ野をひろげる」ことこそが，その要諦とも考えOJT（Off the Job Training）にも力を注ぐ．

窪田愛恵（くぼた よしえ）

近畿大学医学部救急学教室

薬科大学卒業後，日本中毒情報センターに勤務しました．急性中毒の症例を通じて，救急医療の大切さを痛感するようになりました．その後，医学部・薬学部と大学で勤務するようになり，主として医療コミュニケーションや蘇生教育を推進しています．

薬剤師のための 動ける！救 急・災害ガイドブック
在宅から災害時まで、いざというときの適切な処置と役割

2016年4月15日　第1刷発行	編集　平出 敦，田口博一，窪田愛恵
	発行人　一戸裕子
	発行所　株式会社 羊 土 社
	〒101-0052 東京都千代田区神田小川町2-5-1 TEL　03（5282）1211 FAX　03（5282）1212
© YODOSHA CO., LTD. 2016 Printed in Japan	E-mail　eigyo@yodosha.co.jp URL　http://www.yodosha.co.jp/
ISBN978-4-7581-0932-1	印刷所　三報社印刷株式会社

本書に掲載する著作物の複製権，上映権，譲渡権，公衆送信権（送信可能化権を含む）は（株）羊土社が保有します．
本書を無断で複製する行為（コピー，スキャン，デジタルデータ化など）は，著作権法上での限られた例外（「私的使用のための複製」など）を除き禁じられています．研究活動，診療を含み業務上使用する目的で上記の行為を行うことは大学，病院，企業などにおける内部的な利用であっても，私的使用には該当せず，違法です．また私的使用のためであっても，代行業者等の第三者に依頼して上記の行為を行うことは違法となります．

JCOPY ＜（社）出版者著作権管理機構 委託出版物＞
本書の無断複写は著作権法上での例外を除き禁じられています．複写される場合は，そのつど事前に，（社）出版者著作権管理機構（TEL 03-3513-6969，FAX 03-3513-6979，e-mail：info@jcopy.or.jp）の許諾を得てください．

羊土社のおすすめ書籍

改訂版 がん化学療法副作用対策ハンドブック
副作用の予防・治療から，抗がん剤の減量・休薬の基準，外来での注意点まで

岡元るみ子，佐々木常雄／編

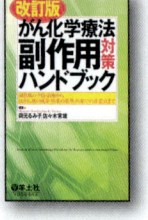

- 副作用の頻度・時期が見やすいと大好評！新薬や適応拡大薬，対策の要点をまとめたフローチャートと具体的な処方例で予防・治療にすぐ役立つ！
- 抗がん剤の減量法・休薬も解説．

■ 定価（本体 4,500円＋税）　■ B6変型判　■ 502頁　■ ISBN 978-4-7581-1782-1

類似薬の使い分け 改訂版
症状に合った薬の選び方とその根拠がわかる

藤村昭夫／編

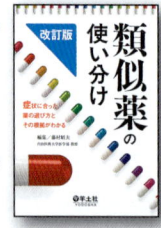

- よく出会う疾患別に，類似薬の特徴と使い方の違いを比較して解説．
- 類似薬が一覧できる分類図や豊富な症例も掲載し，患者に合った適切な使い分けがわかる．

■ 定価（本体 3,700円＋税）　■ A5判　■ 342頁　■ ISBN 978-4-7581-1753-1

ステロイドのエビデンス
ステロイドの使い方の答えはここにある

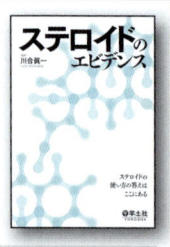

川合眞一／編

- 感染症やワクチン接種に影響するステロイドの用量は？妊婦・授乳婦にステロイド投与はできる？…等，臨床現場でよく出会う疑問を，エビデンスに基づいて解消！
- 具体的な使用量や投与期間などを科学的根拠に基づいて解説！

■ 定価（本体 4,600円＋税）　■ A5判　■ 374頁　■ ISBN 978-4-7581-1783-8

発行　羊土社　〒101-0052 東京都千代田区神田小川町2-5-1　TEL 03(5282)1211　FAX 03(5282)1212
E-mail：eigyo@yodosha.co.jp
URL：http://www.yodosha.co.jp/

ご注文は最寄りの書店，または小社営業部まで